医药化学实验指导

主编 叶国东

副主编 徐兰琴 黄玉刚 黄 侃 陈光浩

科学出版社

北 京

内 容 简 介

　　全书共四部分，包括无机及基础化学部分、有机化学部分、分析化学部分和附录。第一章为无机及基础化学部分，包括无机反应原理、无机物的结构与性质、无机物的分离和提纯等，选编了 10 个实验；第二章为有机化学部分，主要包括有机化合物的制备、性质与鉴定，选编了 5 个实验；第三章为分析化学部分，包括化学分析原理、滴定测定和数据处理等内容，选编了 9 个实验；最后为附录。本书内容既包含基本操作训练，也包含综合实验设计，基本涵盖医药院校学生化学课程的实验内容。

　　本书可作为高等医学院校的临床医学、影像、麻醉、预防、检验、口腔、食品、中西医、生物医学工程、生物制药、护理、生物技术、药学、临床药学等专业的本科生实验教材，也可作为相关专业工作人员的参考书。

图书在版编目（CIP）数据

医药化学实验指导/叶国东主编. —北京：科学出版社，2019.8
ISBN 978-7-03-061187-1

Ⅰ. ①医… Ⅱ. ①叶… Ⅲ. ①医用化学-化学实验-医学院校-教材 Ⅳ. ①R313-33

中国版本图书馆 CIP 数据核字（2019）第 089842 号

责任编辑：赵晓霞　孙静惠 / 责任校对：杨　赛
责任印制：张　倩 / 封面设计：迷底书装

科学出版社 出版
北京东黄城根北街 16 号
邮政编码：100717
http://www.sciencep.com
天津市新科印刷有限公司印刷
科学出版社发行　各地新华书店经销

*

2019 年 8 月第　一　版　开本：720×1000　B5
2023 年 6 月第六次印刷　印张：6 1/2
字数：130 000
定价：29.00 元
（如有印装质量问题，我社负责调换）

《医药化学实验指导》编写委员会

主　编　叶国东

副主编　徐兰琴　黄玉刚　黄　侃　陈光浩

编　委(按姓名汉语拼音排序)

　　　　陈光浩　郭御卷　黄　侃　黄玉刚

　　　　莫光权　阮志雄　徐兰琴　叶国东

　　　　赵　静　朱　柳

前　言

根据《国家中长期教育改革和发展规划纲要(2010—2020年)》的精神，在不断扩大高等教育的规模基础上，注重提高高等教育的质量，把提高高等教育的质量摆在更加突出的位置。《国家中长期教育改革和发展规划纲要(2010—2020年)》明确指出加强专业建设和学科建设是本科教育的重中之重。本书以此为出发点，根据医药类院校人才培养方案的要求，并参考化学类专业教学质量国家标准，结合化学类课程教学大纲的授课内容，总结了一线专业教师多年的教学改革和实践的成果，在使用的实验讲义的基础上编写而成。本书基本概念清晰，编排结构合理，实验内容完整，操作简单实用，适合作为医药类院校各类化学基础课程的配套实验教材。在编写过程中，编者注意叙述的准确性、结构的完整性、内容的科学性，努力做到知识准确、内容通用、表述简明，以便于学生理解和掌握。本书的目的是帮助学生巩固理论教学知识，掌握基本的实验方法和操作技能，培养学生的动手能力。本书的出版，可为医药类院校开展教材的创新建设和高质量发展提供一定的实践经验。

在使用本书时，各院校可以根据具体情况，在保证教学基本要求的前提下，对实验内容斟酌取舍。本书的编写顺序只供教学时参考，任课教师可以根据教学大纲的要求，自行调整实验安排。

本书由广州医科大学叶国东教授任主编，徐兰琴副教授、黄玉刚副教授、黄侃老师、陈光浩老师任副主编，第一章无机及基础化学部分由黄侃老师统稿，陈光浩老师协助撰写，赵静老师负责图表和公式部分；第二章有机化学部分由黄玉刚副教授统稿，朱柳老师协助撰写，阮志雄研究员负责图表和公式部分；第三章分析化学部分由徐兰琴副教授统稿，莫光权老师协助撰写，郭御卷老师负责图表和公式部分。

科学出版社编辑对本书的编写和出版给予了帮助和指导，对本书进行了认真细致的编辑加工，提出了许多宝贵的修改意见，对提高本书的质量起了很大的作用，在此表示感谢。

在本书编写过程中还参考了相关实验指导书和教材，在此向这些作者表示感谢。

由于时间仓促和编者水平有限，书中疏漏和不妥之处在所难免，恳请广大读者和同行专家批评指正，以便重印或者再版时加以改正。

编　者
2018年11月

目　　录

第一章

无机及基础化学部分

实验 1　动力学实验

(反应速率)

一、实验目的

1. 了解实验浓度、温度、催化剂对反应速率的影响。

2. 测定过二硫酸铵与碘化钾反应的平均反应速率，并计算反应级数以及活化能。

二、实验原理

(1) 在水溶液中过二硫酸铵与碘化钾的反应为

$$(NH_4)_2S_2O_8 + 3KI =\!\!= (NH_4)_2SO_4 + K_2SO_4 + KI_3 \tag{1-1}$$

其离子反应为
$$S_2O_8^{2-} + 3I^- =\!\!= 2SO_4^{2-} + I_3^- \tag{1-2}$$

反应速率方程为
$$v_0 = kc_{S_2O_8^{2-}}^m \cdot c_{I^-}^n$$

式中，v_0 是瞬时速率。若 $c_{S_2O_8^{2-}}$、c_{I^-} 是起始浓度，则 v 表示初始速率(v_0)。在实验中只能测定出在一段时间内反应的平均速率。

$$\overline{v} = \frac{-\Delta c_{S_2O_8^{2-}}}{\Delta t}$$

在此实验中，反应初期近似地用平均速率代替初始速率：

$$v \approx \overline{v} \approx v_0$$

$$v = kc_{S_2O_8^{2-}}^m c_{I^-}^n = \frac{-\Delta c_{S_2O_8^{2-}}}{\Delta t}$$

为了测出反应在 Δt 时间内 $S_2O_8^{2-}$ 浓度的改变量，需要在混合 $(NH_4)_2S_2O_8$ 和 KI 溶液的同时，加入一定体积已知浓度的 $Na_2S_2O_3$ 溶液和淀粉溶液，这样在反应(1-1)进行的同时还进行着另一反应：

$$2S_2O_3^{2-} + I_3^- =\!\!= S_4O_6^{2-} + 3I^- \tag{1-3}$$

此反应几乎是瞬间完成，反应(1-2)比反应(1-3)慢得多。因此，反应(1-2)生成的 I_3^- 立即与 $S_2O_3^{2-}$ 反应，生成无色 $S_4O_6^{2-}$ 和 I^-，从而观察不到碘与淀粉呈现的特征蓝色。当 $S_2O_3^{2-}$ 消耗尽，反应(1-3)不再进行，反应(1-2)还在进行，则生成的 I_3^- 遇淀粉呈蓝色。

从反应开始到溶液出现蓝色这一段时间 Δt 里，$S_2O_3^{2-}$ 浓度的改变值为

$$\Delta c_{S_2O_3^{2-}} = -[c_{S_2O_3^{2-}(终)} - c_{S_2O_3^{2-}(始)}] = c_{S_2O_3^{2-}(始)}$$

对比反应(1-2)和反应(1-3)，则得

$$\Delta c_{S_2O_8^{2-}} = \frac{c_{S_2O_3^{2-}(始)}}{2}$$

通过改变 $S_2O_8^{2-}$ 和 I^- 的初始浓度，测定消耗等量的 $S_2O_8^{2-}$ ($\Delta c_{S_2O_8^{2-}}$) 所需的不同时间间隔，即可计算出不同初始浓度反应物的初始速率，确定出反应速率方程和反应速率常数。

(2) 数据处理：化学动力学研究说明，反应速率方程中的反应级数由实验测得，可用斜率法求反应级数：

$$v = kc_{S_2O_8^{2-}}^m \cdot c_{I^-}^n$$

两边取对数：

$$\ln v = m\ln c_{S_2O_8^{2-}} + n\ln c_{I^-} + \ln k$$

当 c_{I^-} 不变(实验 Ⅰ、Ⅱ、Ⅲ)时，以 $\ln v$ 对 $\ln c_{S_2O_8^{2-}}$ 作图，得直线，斜率为 m。同理，当 $c_{S_2O_8^{2-}}$ 不变(实验 Ⅰ、Ⅳ、Ⅴ)时，以 $\ln v$ 对 $\ln c_{I^-}$ 作图，求出 n，此反应级数为 $m+n$。

使用 Microsoft 的 Excel 进行线性回归：作散点图后，点击图上的标准值点，然后按右键，点击"添加趋势线"。点击趋势线，然后按右键，选"设置趋势线格式"，在"显示公式"和"显示 R 平方值"(直线相关系数)前打钩。

(3) 求反应速率常数。

利用一组实验数据即可求出反应速率常数 k，代入任意一组数据：

$$k = \frac{v}{c_{S_2O_8^{2-}}^m \cdot c_{I^-}^n}$$

三、仪器与试剂

1. 仪器：烧杯，大试管，刻度移液管，洗耳球，秒表，温度计，注射器。

2. 试剂：0.20 mol · L^{-1} (NH$_4$)$_2$S$_2$O$_8$，0.20 mol · L^{-1} KI，0.01 mol · L^{-1} Na$_2$S$_2$O$_3$，0.20 mol · L^{-1} KNO$_3$，0.20 mol · L^{-1} (NH$_4$)$_2$SO$_4$，0.02 mol · L^{-1} Cu(NO$_3$)$_2$，0.2%淀粉溶液。

四、实验内容

1. 浓度对化学反应速率的影响

浓度对化学反应速率的影响见表 1-1。

表 1-1　浓度对化学反应速率的影响

	实验编号	I	II	III	IV	V
试剂用量/mL	KI(0.20 mol · L⁻¹)	4	4	4	2	1
	$Na_2S_2O_3$(0.01 mol · L⁻¹)	1	1	1	1	1
	淀粉(0.2%)	1	1	1	1	1
	KNO_3(0.20 mol · L⁻¹)	—	—	—	2	3
	$(NH_4)_2SO_4$(0.20 mol · L⁻¹)	—	2	3	—	—
	$(NH_4)_2S_2O_8$(0.20 mol · L⁻¹)(最后加)	4	2	1	4	4
起始浓度	KI/(mol · L⁻¹)					
	$(NH_4)_2S_2O_8$/(mol · L⁻¹)					
	$Na_2S_2O_3$/(mol · L⁻¹)					
反应时间 Δt/s(精确到小数点后 1 位)						
$S_2O_8^{2-}$浓度变化 $\Delta c_{S_2O_8^{2-}}$						
反应速率 $v = -\Delta c_{S_2O_8^{2-}} / \Delta t$						
速率常数 k						
平均速率常数 $\bar{k}$						
反应级数		$m=$		$n=$	$m+n=$	

注意：要求精确到小数点后 1 位

2. 温度对化学反应速率的影响

分别在室温和高于室温 10 ℃、20 ℃、30 ℃时，按表 1-1 实验 II 的用量，分别将 KI、$Na_2S_2O_3$、$(NH_4)_2SO_4$ 和淀粉溶液加入烧杯中，搅拌均匀。在大试管中加入$(NH_4)_2S_2O_8$ 溶液。将烧杯和试管同时放入热水浴中，把大试管中的$(NH_4)_2S_2O_8$迅速倒入烧杯中，搅拌，同时按动秒表计时。当溶液刚出现蓝色时，停止计时。记录反应时间和温度，填入表 1-2。由阿伦尼乌斯公式：

$$k = A \cdot e^{-\frac{E_a}{RT}}$$

$$\ln k = -\frac{E_a}{R} \cdot \frac{1}{T} + \ln A$$

ln$k$ 对 1/T 作图可得一直线，由直线的斜率可求 E_a，由直线截距可求 A。

表 1-2 温度对化学反应速率的影响

实验编号	Ⅱ	Ⅵ	Ⅶ	Ⅷ
反应温度 T/K	室温	室温+10 ℃	室温+20 ℃	室温+30 ℃
反应时间 Δt/s				
反应速率 v/(mol·L^{-1}·s^{-1})				
速率常数 k				
1/T/K^{-1}				
ln k				
回归方程		ln $k =$ _____ 1/T+ _____		
活化能 E_a/(kJ·mol^{-1})				

3. 催化剂对化学反应速率的影响

按实验Ⅳ药品用量进行实验，在(NH$_4$)$_2$S$_2$O$_8$溶液加入 KI 溶液之前，先在 KI 溶液中加入 2 滴 Cu(NO$_3$)$_2$(0.02 mol·L^{-1})溶液，搅匀，其他操作同实验Ⅰ。记录反应时间，填入表 1-3。

表 1-3 催化剂对化学反应速率的影响

实验编号	Ⅳ	Ⅸ
催化剂 Cu(NO$_3$)$_2$	0 滴	2 滴
反应时间 Δt/s(精确到小数点后 1 位)		

五、课后思考

1. (NH$_4$)$_2$S$_2$O$_8$(0.20 mol·L^{-1})为何要最后加入？

2. 测定温度对化学反应速率的影响时，应该是从高温到低温，还是从低温到高温进行实验？

3. 温度在室温升高 10 ℃、20 ℃、30 ℃，这些温度需要很准确吗？

实验 2　电解质溶液与难溶强电解质沉淀溶解平衡

(溶液性质实验)

一、实验目的

1. 了解缓冲溶液的性质，掌握 pH 计的应用。
2. 了解沉淀溶解平衡及沉淀溶解平衡的移动。

二、实验原理

1. 同离子效应

在已经建立起电离平衡的弱电解质溶液中，加入与其含有相同离子的另一强电解质时，会使电离平衡向降低弱电解质电离程度的方向移动的现象称为同离子效应。同离子效应将会降低弱电解质的电离度。

2. 缓冲溶液

缓冲溶液对外来的少量酸、碱或稀释具有缓冲作用。缓冲溶液一般由共轭酸和其对应的共轭碱组成，理论上它的 pH 可用下式求出：

$$pH = pK_a + \lg \frac{c_b}{c_a}$$

在配制缓冲溶液时，取用相同浓度的共轭酸和共轭碱，随着体积比的不同，即可得到不同 pH 的缓冲溶液。

缓冲溶液的缓冲能力与缓冲溶液的总浓度和缓冲比有关。当缓冲比一定时，总浓度越大，缓冲容量越大。而当缓冲溶液总浓度一定，缓冲比为 1∶1 时，缓冲容量最大。缓冲溶液的有效缓冲范围是

$$pH = pK_a \pm 1$$

3. 难溶强电解质沉淀溶解平衡

在难溶强电解质饱和溶液中，未溶解的固体与溶解后形成的离子之间存在着平衡，若以 AB 代表难溶盐，A^+、B^-代表溶解后的离子，它们间存在下列平衡：

$$AB(s) \rightleftharpoons A^+(aq) + B^-(aq)$$

根据溶度积规则能判断沉淀的生成与溶解。

当$[A^+][B^-] > K_{sp}$，则有沉淀析出；

当$[A^+][B^-] = K_{sp}$，溶液达到饱和，但仍无沉淀析出；

当$[A^+][B^-] < K_{sp}$，溶液未饱和，没有沉淀析出。

如果在溶液中有两种或两种以上的离子都可以与同一种沉淀剂反应生成难溶盐，沉淀的先后次序根据沉淀剂离子浓度的大小而定。所需沉淀剂离子浓度小的先沉淀。

三、仪器与试剂

1. 仪器：50 mL 量筒、小烧杯、pH 计(图 1-1)。

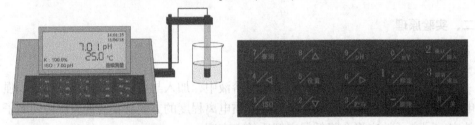

图 1-1　PHSJ-3F pH 计图(左)及标定步骤(右)

2. 试剂：0.05 mol · L^{-1} 氨水，酚酞指示剂，0.1 mol · L^{-1} 乙酸，甲基橙指示剂，乙酸铵固体，0.1 mol · L^{-1} Na$_2$HPO$_4$，0.1 mol · L^{-1} KH$_2$PO$_4$，0.1 mol · L^{-1} NaCl，0.1 mol · L^{-1} HCl，0.1 mol · L^{-1} NaOH，广泛 pH 试纸，0.1 mol · L^{-1} MgSO$_4$，0.01 mol · L^{-1} Pb(Ac)$_2$，0.02 mol · L^{-1} KI，0.1 mol · L^{-1} Na$_2$S，饱和 NH$_4$Cl 溶液。

四、实验内容

1. 同离子效应

(1) 在试管中加入约 10 mL 的 0.05 mol · L^{-1} 氨水，滴入 1 滴酚酞指示剂，搅匀后把一半分到另一支试管中。其中一支试管中的粉红色用于对比，用药匙向另一支试管中加入 2~3 g 乙酸铵固体，并不断地搅拌，等到固体溶解之后，粉红色消失，变成无色的溶液。结果填入表 1-4。

表 1-4　同离子效应的影响

溶液	指示剂	颜色	盐	颜色
氨水	酚酞		—	—
氨水			NH$_4$Ac	
HAc	甲基橙		—	—
HAc			NH$_4$Ac	

(2) 取一支盛有 10 mL 0.1 mol·L⁻¹ 乙酸溶液的试管，滴入 1 滴左右的甲基橙指示剂，搅匀后把一半分到另一支试管中。其中一支橙红色溶液的试管用于对比，用药匙向另一支试管中加入 2～3 g 乙酸铵固体，并充分搅拌。这时可看到随着乙酸铵固体的溶解，溶液逐渐由橙红色变成黄色。结果填入表 1-4。

2. 缓冲溶液(缓冲比为 1∶2)的配制

用量筒量取 Na₂HPO₄(0.1 mol·L⁻¹)25 mL、KH₂PO₄(0.1 mol·L⁻¹)50 mL 于小烧杯中，摇匀。用 pH 计测出该缓冲溶液的 pH。结果填入表 1-5。

表 1-5　缓冲溶液 pH 计算与实验比较

溶液	体积/mL	计算值	实测值
Na₂HPO₄	25		
KH₂PO₄	50		

3. 缓冲溶液的性质

(1) 把上述配好的 75 mL 缓冲溶液用量筒分成三份，每份 25 mL，取两份分别滴加 10 滴 0.1 mol·L⁻¹ HCl、10 滴 0.1 mol·L⁻¹ NaOH，混匀后，用 pH 计分别测出各溶液的 pH。结果填入表 1-6。

表 1-6　缓冲溶液的性质

溶液	pH	加入试剂	混合液 pH	ΔpH
Na₂HPO₄-KH₂PO₄		10 滴 HCl		
		10 滴 NaOH		
NaCl		10 滴 HCl		
		10 滴 NaOH		

(2) 在两个小烧杯中分别用量筒加入 0.1 mol·L⁻¹ NaCl 25 mL，用 pH 计测出其中一份溶液的 pH，然后分别滴加 10 滴 0.1 mol·L⁻¹ HCl、10 滴 0.1 mol·L⁻¹ NaOH，混匀后，用 pH 计分别测出各溶液的 pH。结果填入表 1-6。

4. 缓冲容量与缓冲比的关系

(1) 缓冲溶液(缓冲比为 1∶9)的配制:用量筒量取 Na₂HPO₄(0.1 mol·L⁻¹)5 mL、KH₂PO₄(0.1 mol·L⁻¹)45 mL 于小烧杯中，摇匀。用 pH 计测出该缓冲溶液的 pH。

(2) 将刚配好的缓冲溶液用量筒分成两份,分别滴加 10 滴 0.1 mol·L⁻¹ HCl、

10 滴 0.1 mol·L^{-1} NaOH，混匀后，用 pH 计分别测出各溶液的 pH。联合表 1-6 相关数据，将结果填入表 1-7。

表 1-7 缓冲容量与缓冲比的关系

缓冲溶液	缓冲比	pH	加入试剂	混合液 pH	ΔpH
Na$_2$HPO$_4$-KH$_2$PO$_4$	1：2		10 滴 HCl		
			10 滴 NaOH		
Na$_2$HPO$_4$-KH$_2$PO$_4$	1：9		10 滴 HCl		
			10 滴 NaOH		

5. 沉淀的生成、溶解和转化

(1) 在试管中加入 1 mL 0.1 mol·L^{-1} MgSO$_4$ 溶液，加入 0.1 mol·L^{-1} NaOH 一滴，生成白色沉淀(如果没有，可以再添加 NaOH 直至生成白色沉淀)，搅匀后把一半分到另一支试管中，再向其中一支试管加入饱和 NH$_4$Cl 溶液，观察到沉淀部分溶解。解释观察到的现象，写出相关反应式。

$$2OH^- + Mg^{2+} \Longrightarrow Mg(OH)_2 \downarrow$$

$$2NH_4^+ + 4H_2O \Longrightarrow 2H_3O^+ + 2NH_3 + 2H_2O$$

$$Mg(OH)_2 + 2H_3O^+ \Longrightarrow 4H_2O + Mg^{2+}$$

合并后面两式：$Mg(OH)_2 + 2NH_4^+ \Longrightarrow Mg^{2+} + 2NH_3 + 2H_2O$

(2) 取 10 滴 0.01 mol·L^{-1} Pb(Ac)$_2$ 溶液加入试管中，加入 2 滴 0.02 mol·L^{-1} KI 溶液，振荡，观察到黄绿色沉淀，摇匀后把一半分到另一支试管中，再在其中一支试管中加入 0.1 mol·L^{-1} Na$_2$S 溶液，边加边振荡，直到黄色消失，黑色沉淀生成为止。解释观察到的现象，写出相关反应式。

$$2I^- + Pb^{2+} \Longrightarrow PbI_2 \downarrow$$

$$PbI_2 + S^{2-} \Longrightarrow PbS \downarrow + 2I^-$$

五、课后思考

1. 什么是同离子效应？缓冲溶液具有哪些性质？各举例说明。

2. 本实验用 Na$_2$HPO$_4$ 与 KH$_2$PO$_4$ 组成缓冲溶液，请指出抗酸成分和抗碱成分，该缓冲溶液的 pH 如何估算？

3. 在实验室中若想得到较大浓度的 S^{2-}，H$_2$S 和 Na$_2$S 水溶液应选择哪一种？如果只有 H$_2$S 水溶液，如何使 S^{2-} 浓度增大？

4. $Ca^{2+} + C_2O_4^{2-} \Longrightarrow CaC_2O_4\downarrow$ 是结石形成的基本反应，在什么条件下(酸性或碱性)可以抑制该沉淀的生成？

实验 3　葡萄糖酸锌的制备

(无机物合成实验)

一、实验目的

1. 掌握葡萄糖酸锌的制备方法。
2. 了解锌盐的含量测定方法。

二、实验原理

葡萄糖酸锌[zinc gluconate，$Zn(C_6H_{11}O_7)_2$，相对分子质量 455.68，CAS 登录号为 4468-02-4]为白色结晶性或颗粒性粉末；无臭，味微涩。沸水中极易溶解，在水中溶解，在无水乙醇、氯仿或乙醚中不溶。葡萄糖酸锌在体内可解离成锌离子和葡萄糖酸，为人体提供极为重要的微量元素锌。现已知道人体中有 100 多种酶的合成和激活与锌密切相关，40 多种疾病与缺锌有关。因此，近年来锌越来越受到人们的关注。葡萄糖酸锌可由葡萄糖酸与废旧电池的锌皮反应浓缩而制得，或者以葡萄糖酸钙、氧化锌为主要原料合成，也可采用黑曲霉发酵葡萄糖生产。

本实验以葡萄糖酸钙、硫酸锌为主要原料合成葡萄糖酸锌，反应式如下：

$$Ca(C_6H_{11}O_7)_2 + ZnSO_4 + 7H_2O \Longrightarrow Zn(C_6H_{11}O_7)_2 \cdot 7H_2O + CaSO_4$$

葡萄糖酸锌的结构式如下所示：

三、仪器与试剂

1. 仪器：100 mL 量筒，小烧杯，三脚架，酒精灯，布氏漏斗，吸滤瓶，真空泵，蒸发皿，滴定管，锥形瓶。

2. 试剂：$ZnSO_4 \cdot 7H_2O$，葡萄糖酸钙，95%乙醇，0.5 $mol \cdot L^{-1}$ NH_3-NH_4Cl 缓冲溶液，铬黑 T 指示剂，0.1 $mol \cdot L^{-1}$ EDTA 标准溶液。

四、实验内容

1. 制备

量取 40～60 mL 蒸馏水加到烧杯中,加热至 80～90 ℃,加入 6 g ZnSO$_4$·7H$_2$O,待溶解后,搅拌下逐渐加入葡萄糖酸钙 10 g。在 80～90 ℃下加热 20 min。趁热抽滤,除去 CaSO$_4$滤渣(白色固体),滤液转移至蒸发皿,加热浓缩至黏稠状后(体积约 20 mL,浓缩过程中尽量减少沉淀生成),冷却至室温,搅拌下逐渐加入 80 mL 的 95%乙醇(降低葡萄糖酸锌的溶解度),即有大量葡萄糖酸锌胶体出现,静置后倾去乙醇溶液,即得葡萄糖酸锌粗品。

2. 样品中锌含量的测定

准确称取 0.6～0.8 g 葡萄糖酸锌,溶于 20 mL 水中(可微热),加 10 mL NH$_3$-NH$_4$Cl 缓冲溶液,加铬黑 T 指示剂 4 滴,用 0.1 mol·L^{-1} EDTA 标准溶液滴定至溶液呈蓝色。样品中锌的含量计算如下:

$$Zn 含量(\%) = 65 \times \frac{c_{EDTA} \times V_{EDTA}}{w_s \times 1000} \times 100\%$$

五、课后思考

1. 查相关资料,列出葡萄糖酸锌的其他制备方法。
2. 查相关资料,简要说明锌含量的测定原理。

实验 4　硫酸铜结晶水含量的测定

(无机物分析实验)

一、实验目的

1. 了解配位化合物的结构、组成。
2. 学习测定晶体中结晶水含量的方法。

二、实验原理

(1) 铜氨配离子的制备过程所涉及的反应式如下:

$$CuSO_4 + 2NH_3 \cdot H_2O \rightleftharpoons Cu(OH)_2 \downarrow + (NH_4)_2SO_4$$

$$Cu(OH)_2 + 4NH_3 \cdot H_2O \rightleftharpoons [Cu(NH_3)_4]^{2+} + 4H_2O + 2OH^-$$

配合物中的配离子是中心离子(如铜离子)和若干阴离子或中性分子配体(如氨)以配位键相结合形成的复杂离子。在许多配离子形成的反应中，通过改变反应条件，可以控制反应方向。配位反应的平衡常数用配合物稳定常数($K_稳$)表示，又称配合物形成常数。此常数越大，说明形成的配合物越稳定。已知$[Cu(NH_3)_4]^{2+}$的稳定常数为 $4.8×10^{12}$，它的逐级稳定常数分别为 $1.41×10^4$、$3.17×10^3$、$7.76×10^2$、$1.39×10^2$。配合物在溶液中的稳定性与中心原子的半径、电荷及其在周期表中的位置有关。

(2) 结晶过程是从无序到有序即熵值减少的过程，发生的基本条件是"溶液处于过饱和状态即热力学不稳定状态"。制备五水硫酸铜需要通过结晶过程获得，它的反应式如下：

$$CuO + H_2SO_4 + 4H_2O = CuSO_4 \cdot 5H_2O$$

(3) 当受热时，在不同的温度下，五水硫酸铜按下列反应逐步脱水：

三、仪器与试剂

1. 仪器：电子天平，研钵，玻璃棒，三脚架，瓷坩埚，坩埚钳，酒精灯，布氏漏斗，吸滤瓶，真空泵。

2. 试剂：氧化铜，3 mol·L^{-1}硫酸溶液，2 mol·L^{-1}氨水。

四、实验内容

1. 五水硫酸铜的制备

在 30 mL 3 mol·L^{-1} 的硫酸溶液(0.09 mol)中加入约 8 g 的氧化铜(0.1 mol)，加热至沸腾，3～5 min 后，趁热抽滤除去多余黑色氧化铜，蓝色滤液用烧杯蒸发浓缩至 10～15 mL(注意需要用玻璃棒不停搅拌以防暴沸)，稍冷后，冰浴冷却，即得五水硫酸铜。抽滤，用少量水洗涤晶体(不可多，以免产物损失)，称量后计算产率(理论产量 22.5 g)。

2. 配位反应

用上述五水硫酸铜配制 0.1 mol·L^{-1} 硫酸铜溶液 10 mL，逐滴加入 2 mol·L^{-1} 氨水，首先析出浅蓝色碱式硫酸铜沉淀，氨水过量时此沉淀溶解，形成四氨合铜(II) 配离子。加入约 20 mL 乙醇，配离子在乙醇溶液中溶解度小，硫酸四氨合铜(II) 晶体析出。

$$2CuSO_4 + 2NH_3 \cdot H_2O == Cu_2(OH)_2SO_4\downarrow + (NH_4)_2SO_4$$

$$Cu_2(OH)_2SO_4 + 8NH_3 == 2[Cu(NH_3)_4]^{2+} + SO_4^{2-} + 2OH^-$$

3. 结晶水的含量测定

将已称量的、内装水合硫酸铜晶体的瓷坩埚置于蒸发皿，内置细沙。将瓷坩埚 3/4 或者 2/3 体积埋入沙内，在靠近瓷坩埚的沙浴中插入一支温度计(300 ℃)，其末端应与瓷坩埚底部大致处于同一水平。加热沙浴至约 220 ℃，调节酒精灯以控制沙浴温度在 260～280 ℃。当瓷坩埚内粉末由蓝色全部变为白色时停止加热 (需 15～20 min)。用干净的坩埚钳将瓷坩埚移入干燥器内，冷至室温。将瓷坩埚外壁用滤纸揩干净后，在电子天平上称量瓷坩埚和脱水硫酸铜的总质量，计算脱水硫酸铜的质量。

五、课后思考

1. 四氨合铜(II)配离子的化学键是什么？
2. 查资料找出制备硫酸铜的其他方法。

实验 5　食盐的精制

(无机物的分离和提纯)

一、实验目的

1. 学会用化学方法提纯粗食盐，同时为进一步精制成试剂级纯度的氯化钠提供原料。
2. 练习台秤的使用以及加热、溶解、常压过滤、减压过滤、蒸发浓缩、结晶、干燥等基本操作。
3. 掌握食盐中 Ca^{2+}、Mg^{2+}、SO_4^{2-} 的定性检验方法。

二、实验原理

粗食盐中含有泥沙等不溶性杂质及 Ca^{2+}、Mg^{2+}、K^+、SO_4^{2-} 等可溶性杂质。将粗食盐溶于水后，用过滤的方法可以除去不溶性杂质。Ca^{2+}、Mg^{2+}、SO_4^{2-} 等离子可以通过化学方法——加沉淀剂使之转化为难溶沉淀物，再过滤除去。K^+等其他可溶性杂质含量少，蒸发浓缩后不结晶，仍留在母液中。有关的离子反应方程式如下：

$$Ba^{2+} + SO_4^{2-} \Longrightarrow BaSO_4(s)$$

$$Mg^{2+} + 2OH^- \Longrightarrow Mg(OH)_2(s)$$

$$Ca^{2+} + CO_3^{2-} \Longrightarrow CaCO_3(s)$$

$$Ba^{2+} + CO_3^{2-} \Longrightarrow BaCO_3(s)$$

三、仪器与试剂

1. 仪器：台秤，烧杯(100 mL 2 个)，普通漏斗，漏斗架，布氏漏斗，吸滤瓶，真空泵，蒸发皿，量筒(10 mL 1 个，50 mL 1 个)，泥三角，石棉网，三脚架，坩埚钳，酒精灯，pH 试纸，滤纸。

2. 试剂：2 mol · L^{-1} HCl，2 mol · L^{-1} NaOH，1 mol · L^{-1} BaCl$_2$，1 mol · L^{-1} Na$_2$CO$_3$，0.5 mol · L^{-1} (NH$_4$)$_2$C$_2$O$_4$，粗食盐，镁试剂。

四、实验内容

1. 粗食盐的提纯

1) 粗食盐的称量和溶解

在台秤上称取 8 g 粗食盐，放入 100 mL 烧杯中，加入 30 mL 水，加热、搅拌，使食盐溶解。

2) SO_4^{2-} 的除去

在煮沸的食盐水溶液中，边搅拌边逐滴加入 1 mol · L^{-1} BaCl$_2$ 溶液(约 1 mL)。为检验 SO_4^{2-} 是否沉淀完全，可将酒精灯移开，待沉淀下沉后，再在上层清液中滴入 1~2 滴 BaCl$_2$ 溶液，观察溶液是否有混浊现象。如清液不变混浊，证明 SO_4^{2-} 已沉淀完全，如清液混浊，则要继续加 BaCl$_2$ 溶液，直到沉淀完全为止。然后用小火加热 3~5 min，以使沉淀颗粒长大而便于过滤。用普通漏斗过滤，保留滤液，弃去沉淀。

3) Ca^{2+}、Mg^{2+}、Ba^{2+} 等的除去

在滤液中加入适量的(约 0.5 mL)2 mol · L^{-1} NaOH 溶液和 1.5 mL 1 mol · L^{-1} Na$_2$CO$_3$ 溶液，加热至沸。按照 2)中方法检验 Ca^{2+}、Mg^{2+}、Ba^{2+} 等离子已沉淀完全后，继续用小火加热煮沸 5 min，用普通漏斗过滤，保留滤液，弃去沉淀。

4) 调节溶液的 pH

在滤液中逐滴加入 2 mol·L⁻¹ HCl 溶液，充分搅拌，并用玻璃棒蘸取滤液在 pH 试纸上试验，直到溶液呈微酸性(pH = 4～5)为止。

5) 蒸发浓缩

将溶液转移至蒸发皿中，放于泥三角上用小火加热，蒸发浓缩到溶液呈稀糊状为止，切不可将溶液蒸干。

6) 结晶、减压过滤、干燥

将浓缩液冷却至室温。用布氏漏斗减压过滤，尽量抽干。再将晶体转移到蒸发皿中，放在石棉网上，用小火加热并搅拌，使其干燥。冷却后称其质量，计算产率。

2. 产品纯度的检验

称取粗食盐和提纯后的精盐各 1 g，分别溶于 5 mL 去离子水中，然后分别盛于 3 支试管中。用下述方法对照检验它们的纯度。

1) SO₄²⁻的检验

加入 2 滴 1 mol·L⁻¹ BaCl₂ 溶液，观察有无白色的 BaSO₄ 沉淀生成。

2) Ca²⁺的检验

加入 2 滴 0.5 mol·L⁻¹ (NH₄)₂C₂O₄ 溶液，稍待片刻，观察有无白色的 CaC₂O₄ 沉淀生成。

3) Mg²⁺的检验

加入 2～3 滴 2 mol·L⁻¹ NaOH 溶液，使溶液呈碱性，再加入几滴镁试剂，如有蓝色沉淀产生，表示有 Mg²⁺存在。

五、课后思考

1. 在除去 Ca²⁺、Mg²⁺、SO₄²⁻时，为什么要先加入 BaCl₂ 溶液，然后再加入 Na₂CO₃溶液？

2. 蒸发前为什么要用盐酸将溶液的 pH 调至 4～5？

3. 蒸发时为什么不可将溶液蒸干？

实验 6　乙酸电离常数的测定

(弱电解质的电离平衡)

一、实验目的

1. 掌握 pH 法测定弱酸电离常数的原理和方法。

2. 学会使用 pH 计，学会滴定的基本操作。

二、实验原理

(1) 乙酸在水溶液中存在下列电离平衡：

$$HAc \rightleftharpoons H^+ + Ac^-$$

其电离常数的表达式为

$$K_a = \frac{[H^+][Ac^-]}{[HAc]} \tag{1-4}$$

设乙酸的总浓度为 c，平衡时 $[H^+] = [Ac^-] = x$，代入式(1-4)，可得到

$$K_a = \frac{x^2}{c-x} \tag{1-5}$$

在一定温度下，用 pH 计测定一系列已知浓度的乙酸的 pH，根据 pH= −lg [H^+]，换算出[H^+]。

(2) 用已知准确浓度的 NaOH 溶液滴定求出 HAc 的总浓度 c_{HAc}，乙酸是一元弱酸，$K_a = 1.76×10^{-5}$。可以用 NaOH 标准溶液直接滴定，以酚酞为指示剂，反应式如下：

$$HAc + NaOH \rightleftharpoons NaAc + H_2O$$

$$c_{HAc}V_{HAc} = c_{NaOH}V_{NaOH}, \quad c_{HAc} = c_{NaOH}V_{NaOH} / V_{HAc}$$

将实验得到的[H^+]和 c_{HAc} 代入式(1-5)中，可求得一系列对应的 HAc 的 K_a 值，取其平均值，即为该温度下乙酸的电离常数。

三、仪器与试剂

1. 仪器：滴定管(25.00 mL)，移液管(10.00 mL、25.00 mL)，锥形瓶，pH 计；容量瓶(50.0 mL 4 个)，移液管(10.00 mL 刻度)。

2. 试剂：约 0.1 mol·L^{-1} HAc，已标定准确浓度的 NaOH 溶液，缓冲溶液(定位液 pH = 4.01)，酚酞指示剂。

四、实验内容

1. 乙酸总浓度的测定

用移液管移取 10.00 mL 的乙酸溶液于锥形瓶中，加入 1 滴酚酞指示剂，用 NaOH 标准溶液滴定至溶液呈微红色并保持 30 s 不褪即为终点(重复三次，取平均值)。结果填入表 1-8。

表 1-8 乙酸总浓度的测定

实验次数	I	II	III
NaOH 溶液终读数/mL			
NaOH 溶液初读数/mL		0.00	
NaOH 溶液用量/mL			
NaOH 溶液平均用量/mL			
c_{HAc}/(mol · L^{-1})			

2. 配制不同浓度的乙酸溶液

分别用刻度移液管准确量取 5.00 mL、10.00 mL、25.00 mL、50.00 mL 已测定准确浓度的乙酸溶液于四个 50.0 mL 容量瓶中，并用蒸馏水定容至刻度。结果填入表 1-9 并计算出相应乙酸溶液的浓度。

表 1-9 配制不同浓度的乙酸溶液

容量瓶号	HAc 体积	H$_2$O 体积	配制的 HAc 浓度
1	5.00 mL	45.00 mL	
2	10.00 mL	40.00 mL	
3	25.00 mL	25.00 mL	
4	50.00 mL	0.00 mL	

3. 乙酸溶液 pH 的测定

上述 1~4 号容量瓶中溶液由稀到浓，分别用 pH 计测定 pH，记录各份溶液的 pH 及实验时的温度。根据测定数据计算各溶液中乙酸的电离常数。结果填入表 1-10。

表 1-10 各溶液中乙酸的电离常数　　　　(实验温度:　　)

容量瓶号	HAc 体积	HAc 准确浓度	pH	[H$^+$]	K_a
1	5.00 mL				
2	10.00 mL				
3	25.00 mL				
4	50.00 mL				

五、课后思考

1. 用 pH 计测定乙酸的 pH，为什么要按照由稀到浓的次序？
2. 若改变所测 HAc 溶液的浓度或温度，对电离常数有无影响？
3. 本方法不适合测定浓度极稀的乙酸溶液，为什么？

实验 7　溶液中 Fe^{3+} 浓度的测定

一、实验目的

1. 学习使用分光光度计，了解分光光度法的基本原理和方法。
2. 掌握测定试样中微量铁的方法。
3. 掌握数据处理方法。

二、实验原理

有色溶液对单色光的吸收服从朗伯-比尔定律：吸光度 A 与溶液中有色物质的浓度(c)及液层厚度(b)成正比：

$$A = \varepsilon bc$$

式中，b 的单位是 cm；c 的单位是 $mol \cdot L^{-1}$；ε 是摩尔吸光系数，单位是 $L \cdot mol^{-1} \cdot cm^{-1}$，当波长一定时，它是特征常数。用分光光度计测定吸光度时，使用同一比色皿，液层厚度不变，所以吸光度 A 只与有色物质的浓度成正比。

测定一系列不同浓度标准溶液的吸光度，绘制出标准曲线(图 1-2)。

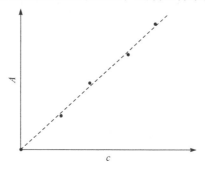

图 1-2　标准曲线

在相同条件下测定待测液的吸光度后，从标准曲线上可查出该吸光度所对应溶液的浓度。

对无色或颜色较浅的物质，可用显色剂显色后进行吸光度测定。本实验以磺基水杨酸为显色剂，Fe^{3+} 与磺基水杨酸在 pH 8～11.5 的氨性溶液中可生成黄色的三磺基水杨酸铁配合物。在碱性溶液中，三磺基水杨酸铁配合物的最大吸收波长为 420 nm，$\varepsilon_{420}=5.8\times10^3$ L · mol^{-1} · cm^{-1}。

三、仪器与试剂

1. 仪器：Spetronic 200 型分光光度计，25 mL 容量瓶，吸量管。

2. 试剂：0.050 mg · mL^{-1} Fe^{3+}标准溶液，100 g · L^{-1}磺基水杨酸，100 g · L^{-1} NH$_4$Cl，0.1 mol · L^{-1}氨水，待测液。

四、实验内容

1. 绘制标准曲线

(1) 取 6 个 25 mL 容量瓶，洗净、编号。分别吸取 Fe^{3+}标准溶液 0.00 mL、0.50 mL、1.00 mL、1.50 mL、2.00 mL、2.50 mL 于 6 个容量瓶中，然后各加入 2 mL 磺基水杨酸、4 mL NH$_4$Cl 以及 5 mL 氨水，加蒸馏水至标线，定容摇匀。

(2) 将分光光度计的波长调至 420 nm，用所配的空白液调好仪器，依次测定各溶液的吸光度，记录数据，结果填入表 1-11。

表 1-11　吸光度测定

编号	0	1	2	3	4	5	x
V(Fe^{3+}标准溶液)/mL							
A							

以 Fe^{3+}标准溶液的体积(mL)为横坐标，相应的吸光度为纵坐标，绘制标准曲线。

2. 待测液中 Fe^{3+}含量的测定

另取 25 mL 容量瓶一个，加入待测液 2.00 mL，然后与标准溶液同样条件下显色、定容，测定其吸光度，结果填入表 1-11。

依据待测液的 A 值，从标准曲线上查出其相应的体积 V_x，则待测液中 Fe^{3+}的含量为

$$c(样)= V_x\times0.050\times1000/2.00\ (\mu g \cdot mL^{-1})$$

五、课后思考

用磺基水杨酸法测 Fe^{3+}为什么需在 pH 8～11.5 的氨性溶液中进行？

实验 8　碱金属、碱土金属、过渡元素

(金属元素性质实验)

一、实验目的

1. 掌握钾、钠、钙、镁、钡的定性检验方法。了解碱金属、碱土金属氧化物和盐的性质。

2. 试验并掌握二价铁、钴的还原性和三价铁、钴的氧化性，试验并掌握铁、钴、镍配合物的生成以及 Fe^{2+}、Fe^{3+}、Co^{2+}、Ni^{2+} 的鉴定方法。

3. 了解铜、银、锌的化合物的性质，掌握铜、银、锌三种离子的鉴定方法。

4. 了解铬和锰的含氧酸化合物的化学性质。

二、实验原理

碱金属和碱土金属分别是周期表 I A、II A 族元素，原子最外层的电子构型分别为 ns^1 和 ns^2。它们都容易失去这一或两个电子而表现出强的还原性。

(1) 碱金属和碱土金属及其挥发性的化合物在无色火焰中灼烧时，原子中电子接受能量被激发到较高能级上，但不稳定。当电子跃迁到低能级时，将多余的能量以光子形式放出，产生特征焰色。

碱金属的盐类一般易溶于水，只有少数几种盐难溶，如钴亚硝酸钠二钾、乙酸铀酰锌钠等。利用它们的难溶性来检验钾、钠离子。

碱土金属的硝酸盐易溶于水，碳酸盐、硫酸盐、磷酸盐等难溶于水。利用难溶盐如磷酸铵镁、乙二酸钙和硫酸钡可以分别检验镁离子、钙离子和钡离子。

(2) 铁、钴、镍是周期表Ⅷ族元素第一个三元素组，它们的原子最外层电子数是 2，次外层电子数未满，因此显出可变的化合价，它们的性质也十分相似。

在含铁(Ⅱ)、钴(Ⅱ)、镍(Ⅱ)的盐溶液中加入强碱，均可得到相应的氢氧化物，它们的颜色各不相同[$Fe(OH)_2$，白色；$Co(OH)_2$，粉红色；$Ni(OH)_2$，苹果绿色]，它们的还原性按 $Fe(OH)_2$、$Co(OH)_2$、$Ni(OH)_2$ 顺序依次减弱，$Fe(OH)_2$ 很快被氧化成红棕色的 $Fe(OH)_3$，$Co(OH)_2$ 缓慢地被氧化成褐色的 $Co(OH)_3$，$Ni(OH)_2$ 则不能被氧化。

铁、钴、镍的三价氢氧化物和酸反应时，$Fe(OH)_3$ 发生中和反应，但 $Co(OH)_3$、$Ni(OH)_3$ 都是强氧化剂，能将盐酸中的 Cl^- 氧化成 Cl_2。

三氯化铁及其他三价铁盐在酸性溶液中是较强的氧化剂，可将碘离子氧化成碘单质，将硫化氢氧化成单质硫。

铁、钴、镍能生成很多配合物。Fe(Ⅱ)、Fe(Ⅲ)都能生成配合物,而 Co(Ⅱ)的配合物不稳定,易被氧化成 Co(Ⅲ)配合物,Ni(Ⅱ)的配合物最为稳定。

(3) 由于铜形成的 d^{10} 结构没有银的 d^{10} 结构稳定,因此铜有+1 和+2 两种化合态,而银在简单化合物中主要显+1 价的氧化态,铜和银都能形成 M_2O 型的氧化物(Cu_2O 为红色,Ag_2O 为棕黑色),它们都是共价化合物,基本不溶于水;铜的+2 价态比较稳定,Cu^{2+} 与弱碱反应主要生成难溶性的碱式盐,与强碱反应可生成氢氧化铜;此外,铜离子和银离子都容易与适当的配位剂反应生成配合物。

(4) 锌最突出的性质是两性,它的氢氧化物既能与酸也能与碱发生中和反应。此外,利用锌的硫化物的难溶性可以进行锌离子的鉴别。

(5) 铬(Ⅲ)的重要化合物有氧化物、含氧酸、常见的盐和配合物等,都具有一定的颜色,铬(Ⅲ)盐易发生水解,氧化物及含氧酸具有明显的两性。铬(Ⅵ)主要以含氧酸盐的形式存在,在强酸性溶液中具有较强的氧化性。

(6) 锰多以锰(Ⅱ)的盐和锰(Ⅶ)的含氧酸盐形式存在,锰(Ⅶ)的含氧酸盐具有较强的氧化性。

三、仪器与试剂

1. 仪器:铂丝,玻璃棒,玻片,镊子,滤纸。

2. 试剂:$0.5 \ mol \cdot L^{-1}$ 钴亚硝酸钠,$0.5 \ mol \cdot L^{-1}$ 四苯硼酸钠,$0.5 \ mol \cdot L^{-1}$ 氯化镁,$1 \ mol \cdot L^{-1}$ 氨水-氯化铵缓冲溶液,$0.5 \ mol \cdot L^{-1} \ Na_2HPO_4$,$2 \ mol \cdot L^{-1}$ 氢氧化钠,$6 \ mol \cdot L^{-1}$ 氢氧化钠,$0.1 \ mol \cdot L^{-1} \ CaCl_2$,$0.3 \ mol \cdot L^{-1} \ KCl$,$1 \ mol \cdot L^{-1} \ CrCl_3$,$0.2 \ mol \cdot L^{-1} \ FeCl_3$,$0.1 \ mol \cdot L^{-1} \ BaCl_2$,$0.2 \ mol \cdot L^{-1} \ CoCl_2$,$0.3 \ mol \cdot L^{-1} \ (NH_4)_2C_2O_4$,$2 \ mol \cdot L^{-1} \ HCl$,浓 HCl,$2 \ mol \cdot L^{-1} \ HNO_3$,$6 \ mol \cdot L^{-1} \ HNO_3$,$1 \ mol \cdot L^{-1} \ H_2SO_4$,$2 \ mol \cdot L^{-1} \ H_2SO_4$,$6 \ mol \cdot L^{-1} \ H_2SO_4$,$1 \ mol \cdot L^{-1} \ Na_2CO_3$,KI 淀粉试纸,$0.20 \ mol \cdot L^{-1} \ KI$,四氯化碳,$0.5 \ mol \cdot L^{-1} \ K_4[Fe(CN)_6]$,饱和碘水,$3\% \ H_2O_2$,$2 \ mol \cdot L^{-1}$ 氨水,$6 \ mol \cdot L^{-1}$ 氨水,浓氨水,丁二酮肟(二乙酰二肟)试剂,10%葡萄糖,$0.1 \ mol \cdot L^{-1}$ 碘化钾,$2 \ mol \cdot L^{-1}$ 乙酸,$0.1 \ mol \cdot L^{-1}$ 硝酸银,$0.1 \ mol \cdot L^{-1}$ 硫酸铝,$0.2 \ mol \cdot L^{-1}$ 硫酸锌,$0.2 \ mol \cdot L^{-1}$ 硫酸铜,$0.2 \ mol \cdot L^{-1}$ Na_2SO_3,$0.2 \ mol \cdot L^{-1}$ 硫酸镍,$0.5 \ mol \cdot L^{-1}$ 硫代硫酸钠,$1 \ mol \cdot L^{-1}$ 硫化钠,乙醚,$1 \ mol \cdot L^{-1} \ K_2CrO_4$,$1 \ mol \cdot L^{-1} \ (NH_4)_2Fe(SO_4)_2$,硫酸亚铁铵固体,$0.1 \ mol \cdot L^{-1}$ KSCN,KSCN 固体,氯化铵固体,$0.01 \ mol \cdot L^{-1}$ 高锰酸钾,丙酮。

四、实验内容

以下反应在实验报告上均要求写出反应式(非水相/气相)或者离子式(水相),并且解释现象。

(一) 碱金属、碱土金属

1. K^+、Na^+的定性检验

(1) 于小试管中加入 0.3 mol·L^{-1} KCl 溶液 10 滴，钴亚硝酸钠试液 2～3 滴，观察是否有橙黄色沉淀生成，写出离子反应方程式。

$$2K^+ + Na^+ + [Co(NO_2)_6]^{3-} = K_2Na[Co(NO_2)_6]\downarrow$$

(2) 于小试管中加入 0.3 mol·L^{-1} KCl 溶液 5 滴，四苯硼酸钠试液 1～2 滴，观察是否有白色沉淀生成，写出离子反应方程式。

$$K^+ + [B(C_6H_5)_4]^- = K[B(C_6H_5)_4]\downarrow$$

2. Ca^{2+}、Mg^{2+}、Ba^{2+}的定性检验

(1) 于小试管中加入 0.5 mol·L^{-1} 氯化镁溶液少许，滴加氨水-氯化铵缓冲溶液，再加 10 滴 0.5 mol·L^{-1} Na$_2$HPO$_4$ 溶液，振摇，即产生白色沉淀，此沉淀在氨溶液中不溶，写出离子反应方程式。

$$Mg^{2+} + HPO_4^{2-} + NH_3 = MgNH_4PO_4\downarrow$$

(2) 于小试管中加入 0.5 mol·L^{-1} 氯化镁溶液少许，加入 2 mol·L^{-1} NaOH 2～3 滴，观察是否有白色沉淀生成，加入过量 NaOH 溶液，沉淀不溶。

$$Mg^{2+} + 2OH^- = Mg(OH)_2\downarrow$$

(3) 于小试管中加入 0.1 mol·L^{-1} 氯化钙溶液少许，加入 0.3 mol·L^{-1} (NH$_4$)$_2$C$_2$O$_4$ 2～3 滴，观察是否有白色沉淀生成，写出离子反应方程式。在此沉淀中加入 2 mol·L^{-1} HCl，观察沉淀是否溶解，记录现象并解释之。

$$Ca^{2+} + C_2O_4^{2-} = CaC_2O_4\downarrow$$
$$CaC_2O_4 + 2H^+ = Ca^{2+} + H_2C_2O_4$$

(4) 于小试管中加入 0.1 mol·L^{-1} 氯化钡溶液少许、1 mol·L^{-1} H$_2$SO$_4$ 1～2 滴，观察是否有白色沉淀生成。若有沉淀，将沉淀分成三份，分别加入 2 mol·L^{-1} HCl、6 mol·L^{-1} HNO$_3$、6 mol·L^{-1} NaOH 各 1 滴后，观察沉淀是否溶解，记录现象，并解释之。

$$Ba^{2+} + SO_4^{2-} = BaSO_4\downarrow$$

3. 镁、钙、钡盐的制备和性质

(1) 氯化镁的水解。
用 pH 试纸检验氯化镁溶液的酸碱性，解释原因，写出反应方程式。

$$Mg^{2+} + 2H_2O = Mg(OH)_2\downarrow + 2H^+$$

(2) 钙、钡碳酸盐的制备和性质。

取两支小试管，分别加入 0.1 mol · L^{-1} CaCl$_2$ 和 0.1 mol · L^{-1} BaCl$_2$ 溶液各 10 滴，再加入 1 mol · L^{-1} Na$_2$CO$_3$ 5 滴，观察白色沉淀的生成，加热使沉淀聚沉。在每支试管中加入 2 mol · L^{-1} HCl 并振摇，观察沉淀是否溶解，写出离子反应方程式。

$$M^{2+} + CO_3^{2-} \Longrightarrow MCO_3 \downarrow \quad (M = Ca、Ba)$$

$$MCO_3 + 2H^+ \Longrightarrow M^{2+} + H_2O + CO_2 \uparrow$$

(二) 铁、钴、镍与铜、银、锌

1. 二价铁、钴、镍的化合物的还原性

(1) 二价铁的还原性。

在一试管中注入 1 mL 蒸馏水和 1 mL 1 mol · L^{-1} H$_2$SO$_4$，煮沸以赶尽溶于其中的空气，然后加入少量硫酸亚铁铵晶体，溶解。在另一试管中注入 6 mol · L^{-1} NaOH 溶液，煮沸(为什么?)。冷却后，用一长滴管吸取 6 mol · L^{-1} NaOH 溶液，插入前一支盛有硫酸亚铁铵溶液的试管内(直至试管底部)，慢慢放出 NaOH 溶液 (整个操作都要避免将空气带进溶液中)，观察白色沉淀的生成(浅绿色，为什么?)。振荡后放置一段时间，沉淀是否从黄色变成棕黄色? 写出反应方程式。将沉淀留作下面实验用。

$$Fe^{2+} + 2OH^- \Longrightarrow Fe(OH)_2 \downarrow$$

$$4Fe(OH)_2 + O_2 + 2H_2O \Longrightarrow 4Fe(OH)_3 \downarrow$$

(2) 二价钴的还原性。

分别向盛有 0.2 mol · L^{-1} CoCl$_2$、0.2 mol · L^{-1} NiSO$_4$ 溶液的试管中注入浓氨水，观察有何变化。

$$Co^{2+} + 2OH^- \Longrightarrow Co(OH)_2 \downarrow$$

$$Ni^{2+} + 2OH^- \Longrightarrow Ni(OH)_2 \downarrow$$

在两支盛有 0.5 mL 0.2 mol · L^{-1} CoCl$_2$ 溶液的试管中分别滴入 2 mol · L^{-1} NaOH 溶液，所得沉淀一份留作比较用，另一份置于空气中并观察颜色的变化(与前一份比较)。

$$4Co(OH)_2 + O_2 + 2H_2O \Longrightarrow 4Co(OH)_3 \downarrow$$

2. 三价铁、钴的氧化性

(1) 在上面保留下来的氢氧化铁(Ⅲ)、氢氧化钴(Ⅲ)沉淀里各注入浓盐酸，振荡后各有什么变化? 用 KI 淀粉试纸检验放出的气体。

$$2Co(OH)_3 + 6HCl = 2CoCl_2 + Cl_2\uparrow + 6H_2O$$

(2) 在 $0.2\ mol \cdot L^{-1}$ 三氯化铁溶液中注入 KI 溶液，再注入四氯化碳，振荡后观察现象，写出反应方程式。

$$2Fe^{3+} + 2I^- = 2Fe^{2+} + I_2$$

综合上述实验所观察到的现象，总结二价铁、钴化合物的还原性和三价铁、钴的氧化性的变化规律。

3. 配合物的生成以及 Fe^{2+}、Fe^{3+}、Co^{2+}、Ni^{2+} 的鉴定方法

(1) 铁的配合物。

向盛有 2 mL $0.5\ mol \cdot L^{-1}$ $K_4[Fe(CN)_6]$ 溶液的试管中注入约 0.5 mL 碘水，摇动试管后滴入数滴 1 $mol \cdot L^{-1}$ $(NH_4)_2Fe(SO_4)_2$ 溶液，观察是否有蓝色沉淀生成。此为 Fe^{2+} 的鉴定方法。

$$2[Fe(CN)_6]^{4-} + I_2 = 2[Fe(CN)_6]^{3-} + 2I^-$$
$$2[Fe(CN)_6]^{3-} + 3Fe^{2+} = Fe_3[Fe(CN)_6]_2\downarrow$$

向盛有 2 mL 1 $mol \cdot L^{-1}$ $(NH_4)_2Fe(SO_4)_2$ 溶液的试管里注入碘水并摇动试管后，将溶液分成两份，各滴入数滴 KSCN 溶液，然后向其中一支试管注入 1 mL 3% H_2O_2 溶液，观察血红色溶液的生成。此为 Fe^{3+} 的鉴定反应。

$$2Fe^{2+} + 2H^+ + H_2O_2 = 2Fe^{3+} + 2H_2O$$
$$Fe^{3+} + nSCN^- = [Fe(SCN)_n]^{n-3} \quad (n=1\sim6)$$

试从配合物的生成对电极电势的改变解释为什么 $[Fe(CN)_6]^{4-}$ 能把 I_2 还原成 I^-，而 Fe^{2+} 则不能。

向三氯化铁溶液中注入亚铁氰化钾溶液，观察蓝色沉淀的生成，写出反应方程式。这也是鉴定 Fe^{3+} 的一种常用方法。

$$4Fe^{3+} + 3[Fe(CN)_6]^{4-} = Fe_4[Fe(CN)_6]_3\downarrow$$

(2) 钴的配合物。

向盛有 2 mL $0.2\ mol \cdot L^{-1}$ $CoCl_2$ 溶液的试管里加入少量的 KSCN 固体，观察固体周围的颜色，再注入 1 mL 丙酮，振荡后观察颜色，这个反应可用于鉴定钴(Ⅱ)。

$$Co^{2+} + 4SCN^- = [Co(SCN)_4]^{2-} \text{(蓝色)}$$

向盛有 1 mL $0.2\ mol \cdot L^{-1}$ $CoCl_2$ 溶液的试管里加入少量的氯化铵固体，然后滴入浓氨水至沉淀刚好溶解为止，静置一段时间后，观察溶液的颜色有何变化。

$$CoCl_2 + NH_3 + H_2O = Co(OH)Cl\downarrow + NH_4Cl$$

$$Co(OH)Cl + 7NH_3 + H_2O = [Co(NH_3)_6](OH)_2 + NH_4Cl$$

$$2[Co(NH_3)_6](OH)_2 + 1/2O_2 + H_2O \Longrightarrow 2[Co(NH_3)_6](OH)_3$$

(3) 镍的配合物。

向盛有 1 mL 0.2 mol·L^{-1} NiSO$_4$溶液的试管中，滴入浓氨水至生成的沉淀刚好溶解为止，观察现象。然后滴入几滴丁二酮肟试剂则有鲜红色的螯合物沉淀生成，这是鉴定镍(Ⅱ)的特征反应。

4. 铜的化合物及铜离子的鉴定

(1) 取 0.5 mL 0.2 mol·L^{-1} 硫酸铜溶液，注入过量的 6 mol·L^{-1}氢氧化钠溶液，使开始生成的沉淀全部溶解，再向此溶液注入 1 mL 10%葡萄糖，混匀后水浴加热，观察是否有棕红色沉淀生成。

(2) 碘化亚铜的生成：取 1 mL 0.2 mol·L^{-1}硫酸铜溶液，滴入 0.1 mol·L^{-1}的碘化钾溶液，观察有何变化。再滴入少量 0.5 mol·L^{-1}硫代硫酸钠溶液，以除去反应中生成的碘(加入的硫代硫酸钠不能过量，否则会使碘化亚铜溶解)。观察碘化亚铜的颜色和状态，写出有关的反应方程式。

$$2Cu^{2+} + 4I^- \Longrightarrow I_2 + 2CuI \downarrow (白色)$$

(3) Cu^{2+}的鉴定：在试管中滴入 1～2 滴 0.2 mol·L^{-1}硫酸铜溶液，再滴入 2～3 滴 2 mol·L^{-1}乙酸溶液和几滴 0.5 mol·L^{-1}的亚铁氰化钾溶液，即生成红棕色的亚铁氰化铜沉淀。在沉淀中注入 6 mol·L^{-1}氨水，沉淀生成蓝色溶液，表示有 Cu^{2+}存在。

$$2Cu^{2+} + [Fe(CN)_6]^{4-} \Longrightarrow Cu_2[Fe(CN)_6] \downarrow$$

5. 银的化合物及银离子的鉴定

取 2 mL 0.1 mol·L^{-1}硝酸银溶液，慢慢地滴入新配制的 2 mol·L^{-1}氢氧化钠溶液，振荡，观察暗棕色氧化银的生成。将沉淀分成两份，放置一定时间后，用滴管吸去表面清液，分别加入 2 mol·L^{-1}的硝酸溶液和 2 mol·L^{-1}的氨水溶液，观察现象，写出有关的反应方程式。

$$2Ag^+ + 2OH^- \Longrightarrow Ag_2O \downarrow + H_2O$$

$$Ag_2O + 4NH_3 + H_2O \Longrightarrow 2[Ag(NH_3)_2]^+ + 2OH^-$$

6. 锌的化合物及锌离子的鉴定

(1) 取 2 mL 0.2 mol·L^{-1}硫酸锌溶液,滴加 2 mol·L^{-1}氢氧化钠溶液直到大量白色沉淀生成为止(不要过量!)，将生成物分成两份，一份加入 2 mol·L^{-1}硫酸，另一份继续加入 2 mol·L^{-1}氢氧化钠溶液，观察现象，写出有关的反应方程式。在第 3 支试管中，加入硫酸锌溶液少许，加入 2 mol·L^{-1}氨水 2～3 滴，观察有白色沉淀生成，加入过量氨水溶液，沉淀溶解。

$$Zn^{2+} + 2OH^- = Zn(OH)_2\downarrow$$

$$Zn(OH)_2 + 2H^+ = Zn^{2+} + 2H_2O$$

$$Zn(OH)_2 + 2OH^- = [Zn(OH)_4]^{2-}$$

$$Zn^{2+} + 2NH_3 \cdot H_2O = Zn(OH)_2\downarrow + 2NH_4^+$$

$$Zn(OH)_2 + 4NH_3 \cdot H_2O = [Zn(NH_3)_4]^{2+} + 2OH^- + 4H_2O$$

在两支小试管中，分别加入 0.1 mol · L^{-1} 硫酸铝溶液少许，一支加入 2 mol · L^{-1} NaOH 2～3 滴，观察是否有白色沉淀生成，加入过量 NaOH 溶液，沉淀溶解；另外一支试管中加入 2 mol · L^{-1} 氨水 2～3 滴，观察有白色沉淀生成，加入过量氨水溶液，沉淀不溶解。

$$Al^{3+} + 3OH^- = Al(OH)_3\downarrow$$

$$Al(OH)_3 + OH^- = AlO_2^- + 2H_2O$$

$$Al^{3+} + 3NH_3 \cdot H_2O = Al(OH)_3\downarrow + 3NH_4^+$$

(2) 取 1 mL 0.2 mol · L^{-1} 硫酸锌溶液，滴加 1 mol · L^{-1} 硫化钠，观察是否有白色沉淀生成。将沉淀分成两份，分别滴加 2 mol · L^{-1} 盐酸和浓盐酸，观察沉淀是否溶解。

$$Zn^{2+} + S^{2-} = ZnS\downarrow$$

7. 铬

(1) 取少量 1 mol · L^{-1} CrCl$_3$，滴加 2 mol · L^{-1} NaOH 生成灰绿色沉淀，继续滴加直至生成的沉淀全部溶解，溶解后溶液呈深绿色，再加入 3% H$_2$O$_2$，水浴加热，溶液颜色变为黄色，待冷却后，加入 0.5 mL 乙醚，然后慢慢滴加 6 mol · L^{-1} HNO$_3$ 酸化，摇动试管，乙醚层中呈深蓝色。

$$Cr^{3+} + 3OH^- = Cr(OH)_3\downarrow$$

$$Cr(OH)_3 + OH^- = [Cr(OH)_4]^-$$

$$2[Cr(OH)_4]^- + 3H_2O_2 + 2OH^- = 2CrO_4^{2-} + 8H_2O$$

$$2CrO_4^{2-} + 2H^+ = Cr_2O_7^{2-} + H_2O$$

$$Cr_2O_7^{2-} + 4H_2O_2 + 2H^+ = 2CrO_5 + 5H_2O$$

(2) 在 K$_2$CrO$_4$ 溶液中滴加 2 mol · L^{-1} H$_2$SO$_4$，溶液由黄色变为橙色，再滴加少量固体(NH$_4$)$_2$Fe(SO$_4$)$_2$，溶液由黄色变为绿色(关键是 K$_2$CrO$_4$ 不能过多)。

$$2CrO_4^{2-} + 2H^+ = Cr_2O_7^{2-} + H_2O$$

$$6Fe^{2+} + Cr_2O_7^{2-} + 14H^+ = 2Cr^{3+} + 6Fe^{3+} + 7H_2O$$

8. 锰

在 3 支试管中各加入 5 滴 0.01 mol·L^{-1} 高锰酸钾溶液,再分别加入 2 滴 2 mol·L^{-1} H$_2$SO$_4$ 和 6 mol·L^{-1} NaOH,然后滴加数滴 Na$_2$SO$_3$,观察到分别有无色溶液、棕色沉淀、绿色溶液现象。

$$2KMnO_4 + 3H_2SO_4 + 5Na_2SO_3 \Longrightarrow K_2SO_4 + 2MnSO_4 + 5Na_2SO_4 + 3H_2O$$
$$2KMnO_4 + H_2O + 3Na_2SO_3 \Longrightarrow 2KOH + 3Na_2SO_4 + 2MnO_2\downarrow$$

$$2KMnO_4 + 2NaOH + Na_2SO_3 \Longrightarrow K_2MnO_4 + Na_2MnO_4 + Na_2SO_4 + H_2O$$

五、课后思考

1. 钾、钠、镁、钙、钡盐的检验反应各如何?

2. 试设计一个分离 K$^+$、Mg^{2+}、Ba^{2+} 的实验步骤。

3. 什么是焰色反应? 钾、钠、镁、钙、钡的焰色反应各产生什么特征颜色的火焰?

4. 简述 Fe^{2+}、Fe^{3+}、Co^{2+}、Ni^{2+} 的鉴定方法。

5. 有一绿色晶体 A 可溶于水得到溶液 B,于 B 中注入饱和碳酸氢钠溶液,有白色沉淀 C 和气体 D 生成。C 在空气中逐渐变成棕色,将气体 D 通入澄清的石灰水会变混浊。若将溶液 B 酸化,再滴入一滴紫红色溶液 E,则得到浅黄色溶液 F,于 F 中注入黄血盐溶液,立即产生深蓝色沉淀 G。若向溶液 B 中注入氯化钡溶液,有不溶于强酸的白色沉淀析出。A、B、C、D、E、F、G 分别是什么物质? 请分别写出分子式,并写出有关的反应方程式。

6. 铁、钴、镍是否都能生成二价和三价的配合物?

7. 将碘化钾加到硫酸铜溶液中是否得到碘化铜沉淀? 碘化亚铜沉淀为什么可溶于浓的碘化钾溶液?

实验9 卤素、氧、硫

(非金属元素性质实验)

一、实验目的

1. 验证卤素、硫的含氧酸及其盐的性质。

2. 掌握实验室中制备非金属硫化物的一般原理和方法。

3. 掌握卤素、硫离子和化合物的一般鉴别方法。

二、实验原理

(1) 卤族元素：氟、氯、溴、碘是ⅦA 族元素。卤素单质均具有氧化性，它们的离子都是还原剂。卤素的含氧酸根都具有氧化性。卤化银在氨水中溶解度不同。从氯到碘，氧化能力减弱。紫黑色的$I_2(s)$难溶于水，但易溶于苯和CCl_4，溶液呈紫红色。棕红色的$Br_2(l)$微溶于水，也易溶于苯和CCl_4，浓度高时溶液呈橙红色，浓度低时溶液呈黄色。据此可以鉴定Br^-、I^-，但在鉴定I^-时如用氯水作氧化剂，氯水过量时，I_2会被进一步氧化为IO_3^-，使溶液的紫红色褪去。

$$I_2 + 5Cl_2 + 6H_2O =\!= 2IO_3^- + 12H^+ + 10Cl^-$$

卤素离子具有还原性，从I^-到F^-还原性依次减弱。KI 溶液长期放置时，溶液中的I^-易被空气中的氧气所氧化，生成I_2，I_2与I^-结合生成I_3^-，使溶液变为棕色(浓度低时呈浅黄色)。

$$4I^- + O_2 + 4H^+ =\!= 2I_2 + 2H_2O$$

$$I_2 + I^- \rightleftharpoons I_3^-$$

卤素含氧酸及其盐均有较强氧化性。次卤酸盐具有强氧化性和漂白能力，氯酸盐、溴酸盐、碘酸盐在酸性介质中是较强的氧化剂。例如

$$6I^- + ClO_3^- + 6H^+ =\!= 3I_2 + Cl^- + 3H_2O$$

若加入过量的ClO_3^-，可进一步将I_2氧化成IO_3^-，本身被还原为Cl_2。

$$I_2 + 2ClO_3^- =\!= 2IO_3^- + Cl_2(g)$$

(2) 硫在化合物中常见的氧化数有–2、+4 和+6。H_2S 具有还原性，是较强的还原剂。它与弱氧化剂作用生成 S，与强氧化剂作用生成SO_4^{2-}。S^{2-}的鉴定常采用的方法有：S^{2-}与稀酸作用生成 H_2S 气体，它可使湿润的 $Pb(Ac)_2$ 试纸变黑。SO_3^{2-}在酸性条件下，能释放出还原性气体SO_2，它可以使 KIO_3-淀粉试纸变蓝，再变无色。

$$5SO_2 + 2IO_3^- + 4H_2O =\!= I_2 + 5SO_4^{2-} + 8H^+$$

$$SO_2 + I_2 + 2H_2O =\!= 2I^- + SO_4^{2-} + 4H^+$$

利用此性质可以鉴定SO_3^{2-}。

SO_2 和亚硫酸具有氧化性和还原性，但主要作为还原剂使用。若遇到较强的还原剂时，也可表现出弱氧化性。

$$2H_2S + SO_2 \longrightarrow 3S\downarrow + 2H_2O$$

$Na_2S_2O_3$是重要的还原剂之一，它能被I_2定量氧化成$Na_2S_4O_6$(连四硫酸钠)。

$$2Na_2S_2O_3 + I_2 \longrightarrow 2NaI + Na_2S_4O_6$$

此反应可用于定量分析，是碘量法的基础。

$S_2O_3^{2-}$遇酸生成极不稳定的$H_2S_2O_3$，其又很快分解而析出S，放出SO_2。

$$S_2O_3^{2-} + 2H^+ \longrightarrow S\downarrow + SO_2\uparrow + H_2O$$

$S_2O_3^{2-}$与Ag^+作用生成不稳定的白色沉淀$Ag_2S_2O_3$，它在水中逐渐分解，沉淀的颜色为白 → 黄 → 棕，最后变成黑色的Ag_2S。

$$2Ag^+ + S_2O_3^{2-} \longrightarrow Ag_2S_2O_3\downarrow$$

$$Ag_2S_2O_3 + H_2O \longrightarrow Ag_2S\downarrow + H_2SO_4$$

此反应用于鉴定$S_2O_3^{2-}$。

$K_2S_2O_8$是强氧化剂，在Ag^+催化下，它能将Mn^{2+}氧化成紫红色的MnO_4^-。

三、仪器与试剂

1. 仪器：试管，酒精灯。

2. 试剂：

(1) 固体：锌粉，KBr固体，KI固体，KCl固体，蓝色的石蕊试纸，乙酸铅试纸，KI淀粉试纸，$KClO_3$固体，$(NH_4)_2S_2O_8$固体，MnO_2固体。

(2) 溶液：溴水，淀粉溶液，氯仿，3% H_2O_2，1% $Na_2[Fe(CN)_5NO]$(亚硝酰铁氰化钠)，1 mol·L^{-1} Na_2S，1 mol·L^{-1} Na_2SO_3，0.1 mol·L^{-1} $Na_2S_2O_3$，0.1 mol·L^{-1} $BaCl_2$，1 mol·L^{-1} H_2SO_4，2 mol·L^{-1} H_2SO_4，3 mol·L^{-1} H_2SO_4(浓)，1 mol·L^{-1} HCl，6 mol·L^{-1} HCl，0.1 mol·L^{-1} I_2，0.1 mol·L^{-1} KI，0.2 mol·L^{-1} $MnSO_4$，0.1 mol·L^{-1} $AgNO_3$，0.1 mol·L^{-1} $K_2Cr_2O_7$，0.01 mol·L^{-1} $KMnO_4$。

四、实验内容

以下反应在实验报告上均要求写出反应方程式(非水相/气相)或者离子方程式(水相)，并且解释现象。

1. 卤素

(1) 碘溶液和锌粉的作用。

将一小匙锌粉加入盛有1 mL碘溶液的试管中，不断振荡。观察到溶液颜色由橙黄色(或红棕色)变为淡黄色(如现象不明显可微热，锌粉过量则褪至无色)。

$$Zn + I_2 \longrightarrow ZnI_2$$

(2) 溴和碘氧化性的比较。

在盛有1 mL 0.1 mol·L^{-1} KI溶液的试管中，加数滴溴水，再加入数滴淀粉溶液，溶液变蓝。如果因为KI浓度过大而呈现黑色，则加水稀释(淀粉质量不好有时呈现黑色或者褐色)。

$$KI + Br_2 \longrightarrow I_2 + KBr$$

(3) 取 2 支试管分别加入少许 KBr、KI 晶体, 向各试管中加入 2 mL 的 3 mol·L^{-1} H$_2$SO$_4$、少量 MnO$_2$, 在试管中加入 1 mL 氯仿, 观察氯仿层分别为黄色、紫色。

$$Br^- + MnO_2 + H^+ \longrightarrow Br_2 + Mn^{2+} + H_2O$$

$$I^- + MnO_2 + H^+ \longrightarrow I_2 + Mn^{2+} + H_2O$$

(4) 在通风橱里, 在一支干燥试管中加入少许 KCl 固体, 加入 3 滴浓硫酸, 将蓝色的石蕊试纸放在试管口, 观察试纸变红; 另外, 在一支干燥试管中加入少许 KBr 固体, 加入 3 滴浓硫酸, 将 KI 淀粉试纸放在试管口, 并且观察逸出的 SO$_2$; 在一支干燥试管中加入过量 KI 固体, 加入 3 滴浓硫酸, 将乙酸铅试纸放在试管口, 观察试纸变黑。推测 KCl、KBr、KI 的氧化性大小。注意: 气体有毒!

$$Cl^- + H_2SO_4 \longrightarrow HCl \uparrow + SO_4^{2-}$$

$$Br^- + H_2SO_4 \longrightarrow SO_2 \uparrow + Br_2 + H_2O$$

$$I^- + H_2SO_4 \longrightarrow H_2S \uparrow + I_2 + H_2O$$

(5) 在试管中加入少量固体 KClO$_3$, 用 2 mL 水溶解, 加入 10 滴 0.1 mol·L^{-1} KI, 所得溶液一分为二, 一份对比, 一份加 3 mol·L^{-1} H$_2$SO$_4$酸化, 观察溶液变淡黄(与白色对比现象才明显)。比较 KClO$_3$ 在酸性和中性溶液中的氧化性大小。

$$I^- + ClO_3^- + H^+ \longrightarrow Cl_2 \uparrow + H_2O + IO_2$$

2. 氧、硫

1) 过氧化氢
(1) 在试管中加入 10 滴 0.1 mol·L^{-1} KI 溶液, 用 1 mol·L^{-1} HCl 酸化后, 加 2 滴 3% H$_2$O$_2$, 观察溶液变黄, 再加 5 滴淀粉溶液, 溶液变蓝。

$$2I^- + 2H^+ + H_2O_2 \longrightarrow I_2 + 2H_2O$$

(2) 取一小片乙酸铅[Pb(Ac)$_2$]试纸, 加一滴 1 mol·L^{-1} Na$_2$S 溶液, 观察溶液出现黑色沉淀, 然后再向 PbS 上加一滴 H$_2$O$_2$ 溶液, 观察溶液沉淀变白。

$$Pb(Ac)_2 + Na_2S \longrightarrow PbS \downarrow + 2NaAc$$

$$PbS + 4H_2O_2 \longrightarrow PbSO_4 \downarrow + 4H_2O$$

2) 硫化氢

(1) 取 2 支试管，分别加 5 滴 $0.1\ mol \cdot L^{-1}\ K_2Cr_2O_7$ 和 $0.01\ mol \cdot L^{-1}\ KMnO_4$ 溶液，加入 10 滴 $1\ mol \cdot L^{-1}$ HCl 酸化后，再加入数滴 $1\ mol \cdot L^{-1}\ Na_2S$ 溶液，观察到 $KMnO_4$ 溶液紫红色褪去，而 $K_2Cr_2O_7$ 溶液变绿和有白色絮状物悬浮或溶液变混浊(硫化氢由硫化钠和盐酸现场制备，下同)。

$$Cr_2O_7^{2-} + 14H^+ + 3S^{2-} =\!=\!= 2Cr^{3+} + 3S\downarrow + 7H_2O$$

$$2MnO_4^- + 16H^+ + 5S^{2-} =\!=\!= 2Mn^{2+} + 5S\downarrow + 8H_2O$$

(2) 取数滴 $1\ mol \cdot L^{-1}\ Na_2S$ 溶液，滴入新配制的 1% $Na_2[Fe(CN)_5NO]$，观察到溶液由无色变为深紫色。

$$S^{2-} + [Fe(CN)_5NO]^{2-} \longrightarrow [Fe(CN)_5NOS]^{4-}$$

3) 亚硫酸

(1) 取 $1\ mol \cdot L^{-1}\ Na_2SO_3$ 溶液 1 mL，加入 1 mL $1\ mol \cdot L^{-1}\ H_2SO_4$ 溶液，立刻加入数滴 $1\ mol \cdot L^{-1}\ Na_2S$ 溶液，溶液出现了白色混浊(亚硫酸由亚硫酸钠和盐酸现场制备，下同)。

$$S^{2-} + H^+ + SO_3^{2-} \longrightarrow S\downarrow + H_2O$$

(2) 取 $0.01\ mol \cdot L^{-1}\ KMnO_4$ 溶液数滴，加数滴 $1\ mol \cdot L^{-1}\ H_2SO_4$ 溶液、$1\ mol \cdot L^{-1}\ Na_2SO_3$ 溶液，观察紫红色褪去。

$$MnO_4^- + H^+ + SO_3^{2-} \longrightarrow Mn^{2+} + SO_4^{2-} + H_2O$$

(3) 取 5 滴 $1\ mol \cdot L^{-1}$ 的 Na_2SO_3，加入数滴碘水，棕黄色消失。

$$SO_3^{2-} + I_2 + H_2O \longrightarrow SO_4^{2-} + 2HI$$

(4) 取 5 滴 $0.1\ mol \cdot L^{-1}$ 的 $Na_2S_2O_3$，滴加 $BaCl_2$，无现象，加入碘水，溶液褪色。

$$I_2 + Na_2S_2O_3 \longrightarrow NaI + Na_2S_4O_6$$

4) 硫代硫酸钠

(1) 取 1 mL 的 $0.1\ mol \cdot L^{-1}\ Na_2S_2O_3$ 溶液，滴加 $6\ mol \cdot L^{-1}$ HCl 溶液，观察有白色沉淀和气泡生成(气泡可能不明显)。

$$S_2O_3^{2-} + H^+ \longrightarrow S\downarrow + SO_2\uparrow + H_2O$$

(2) 取 $0.1\ mol \cdot L^{-1}\ Na_2S_2O_3$ 溶液 5 滴，加 1 mL 水，滴加少量 $0.1\ mol \cdot L^{-1}$ $AgNO_3$ 溶液，即有沉淀生成，振摇后沉淀溶解，再加入过量 $AgNO_3$ 溶液，又有白色沉淀生成，但是迅速转变为黄色、红棕色，最后转变为棕黑色。

$$S_2O_3^{2-} + Ag^+ \longrightarrow Ag_2S_2O_3\downarrow$$

$$Ag_2S_2O_3 + S_2O_3^{2-} \longrightarrow [Ag(S_2O_3)_2]^{3-}$$

$$Ag_2S_2O_3 + H_2O \longrightarrow Ag_2S\downarrow + H^+ + SO_4^{2-}$$

5) 过二硫酸铵

(1) 取$(NH_4)_2S_2O_8$固体溶于水，滴加 0.1 $mol \cdot L^{-1}$ KI 溶液，观察颜色变黄，再加入淀粉溶液，溶液呈蓝色。

$$S_2O_8^{2-} + I^- \longrightarrow SO_4^{2-} + I_2$$

(2) 取 2 mL 的 2 $mol \cdot L^{-1}$ H_2SO_4溶液和 5 滴 0.2 $mol \cdot L^{-1}$ $MnSO_4$溶液，混合均匀后，加 1 滴 0.1 $mol \cdot L^{-1}$ $AgNO_3$溶液作催化剂，再加入$(NH_4)_2S_2O_8$固体，微热，观察溶液出现淡紫色(或紫红色)。

$$S_2O_8^{2-} + Mn^{2+} + H_2O \longrightarrow SO_4^{2-} + MnO_4^- + H^+$$

五、课后思考

1. 实验室的 H_2S、Na_2S、Na_2SO_3 溶液能否长期保存？说明理由。

2. 有两瓶无色液体，可能是水和过氧化氢溶液，试用两种方法加以鉴别。

实验 10　综合实验：橙汁/苹果醋中总酸度的测定

综合实验是培养学生独立动手能力的较有效的方法，为此对综合实验提出如下要求。

1. 设计实验方案的两大要素

1) 第一要素：实验原理

(1) 食物分析面对什么环境？

(2) 通过本实验掌握什么技能？

2) 第二要素：实验步骤

实验步骤的撰写可参照本书各实验步骤描述格式。

(1) 柠檬酸的性质是什么？

(2) 所用指示剂是什么？用什么滴定柠檬酸比较合适？

2. 根据实验方案进行实验

橙汁中主要存在柠檬酸，最后以柠檬酸的质量浓度($g \cdot L^{-1}$)来表示。柠檬酸(H_3Cit)分子式为 $C_6H_8O_7$，相对分子质量为 192.12，pK_a分别是 3.14、4.77、6.39。分子结构为

$$
\begin{array}{c}
H_2C \!\!-\!\! COOH \\
| \\
HO \!\!-\!\! C \!\!-\!\! COOH \\
| \\
H_2C \!\!-\!\! COOH
\end{array}
$$

　　苹果醋中主要存在苹果酸(H_2Mi)，分子式为$C_4H_6O_5$，相对分子质量为134.09，pK_a分别是3.46、5.13。分子结构为

$$
\begin{array}{c}
COOH \\
| \\
HC \!\!-\!\! OH \\
| \\
H_2C \\
| \\
COOH
\end{array}
$$

第二章

有机化学部分

实验 11 常压蒸馏和沸点的测定

一、实验目的

1. 掌握蒸馏仪器的安装及操作技术。
2. 熟悉蒸馏和测定沸点的原理，学会利用蒸馏测定沸点的方法。
3. 了解测定沸点的意义。

二、实验原理

沸点是有机物的一个非常重要的物理常数。当液体物质被加热时，该物质的蒸气压达到外界施于液面的总压力(通常是大气压力)时液体沸腾，这时的温度称为沸点。鉴于沸点的重要性，其测定就显得非常必要。沸点的测定通常就在物质的蒸馏过程中附带进行(常量法)。

将液体加热至沸腾，使液体变为蒸气，然后使蒸气冷却再凝结为液体，这两个过程的联合操作称为蒸馏。蒸馏是提纯液体物质和分离混合物的一种常用方法。纯粹的液态有机物在一定的压力下具有一定的沸点(沸程 0.5～1.5 ℃)。若有杂质，沸点则会降低或升高，并且在蒸馏过程中沸点会逐渐变化。因此，测定沸点可检验物质的纯度，这对鉴定纯粹的液态有机物有一定的意义。此外，利用蒸馏还可将两种或两种以上沸点相差较大(>30 ℃)的液态混合物分开。

为了消除在蒸馏过程中的过热现象并保证沸腾的平稳状态，通常加入沸石或陶瓷碎片。它们为多孔性物质，在溶液中受热时会产生一股稳定而细小的空气泡流，这一泡流以及随之而产生的湍动，能使液体中的大气泡破裂，成为液体分子的气化中心，从而使液体平稳地受热沸腾，保证热量分布均匀，从而防止了液体因过热而产生的暴沸，所以把它们称为止暴剂或助沸剂。止暴剂应当在加热蒸馏前加入，因为在液体沸腾时投入止暴剂，将会引起暴沸，使液体冲出瓶口，若是易燃的液体，将会引起火灾。若加热蒸馏后发现忘记加入止暴剂，则应当首先使沸腾的液体冷却至沸点以下，在停止沸腾后补加止暴剂。如蒸馏中途停止，以后需要继续蒸馏，也必须在加热前添加新的止暴剂。

三、仪器与试剂

1. 仪器：蒸馏瓶(圆底烧瓶)，温度计，直形冷凝管，接液管，酒精灯，石棉网，锥形瓶，量筒。
2. 试剂：无水乙醇(常压下沸点为 78.5 ℃)，不纯的乙醇。

四、实验内容

蒸馏实验装置主要包括蒸馏瓶、冷凝管、接受器三部分(图 2-1)。仪器安装顺序为从下往上，从左到右，需注意保证各磨口之间的紧密连接(图 2-1)，同时温度计的水银球正好与蒸馏头支口的下端一致[1]。蒸馏瓶大小的选用与被蒸液体量的多少有关，通常装入液体的体积应为蒸馏瓶容积的 1/3～2/3，液体量过多或过少都不适宜。向圆底烧瓶中加入 15 mL 待测液体和 1～2 粒沸石[2]。然后通冷凝水[3]，开始加热并注意观察蒸馏瓶中的现象和温度计读数的变化。当瓶内液体开始沸腾时，产生的蒸气前沿逐渐升高，当蒸气前沿到达温度计的水银球位置时，温度计读数急剧上升。此后，逐渐进入冷凝管的蒸气被冷却凝结成液体。当接液管有液滴下落时，记录此时温度计的读数，记为 $t_初$。在蒸馏过程中，应使温度计水银球处于始终被冷凝液滴包裹的状态。调节火焰，控制馏出的液滴以每秒 1～2 滴为宜。当接液管液滴滴下 30 滴时，记录此时温度计的读数为 t_{30d}。当蒸馏至圆底烧瓶内只剩下少量(约 2 mL)液体时，记录此时温度计的读数，记为 $t_{余2 mL}$。停止蒸馏[4](先关闭加热器电源停止加热，再关闭冷凝水开关)。蒸馏及沸点测定结束后，拆卸仪器的顺序与安装时恰好相反。

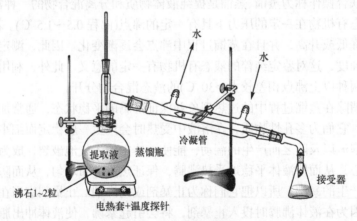

图 2-1 常压蒸馏装置图

待测液体的沸点：t_{30d} ～ $t_{余2 mL}$。

五、课后思考

1. 什么是沸点？液体的沸点和大气压有什么关系？文献里记载的某物质的沸点是否即为你所在地的沸点？

2. 蒸馏时加入沸石的作用是什么？如果蒸馏前忘记加沸石，能否立即将沸石加至将近沸腾的液体中？当重新蒸馏时，用过的沸石能否继续使用？

3. 如果液体具有恒定的沸点，那么能否认为它是纯物质？

4. 在蒸馏时通常用水浴或油浴加热，它相比直接用火加热有什么优点？

六、注解和实验指导

[1] 如果温度计水银球位于支管口之上，蒸气还未达到温度计水银球就已从支管冷凝后流出，测定沸点时，将使数值偏低。若按规定的温度范围集取馏分，则按此温度计位置集取的馏分比规定的温度偏高，并且将有一定量的该收集的馏分误作为前馏分而损失，使收集量偏少。如果温度计的水银球位于支管口之下或液面之上，测定沸点时，数值将偏高。但若按规定的温度范围集取馏分时，则按此温度计位置集取的馏分比要求的温度偏低，并且将有一定量的该收集的馏分误认为后馏分而损失。

[2] 加沸石可使液体平稳沸腾，防止液体过热产生暴沸；一旦停止加热后再蒸馏，应重新加沸石；若忘了加沸石，应停止加热，冷却后再补加。

[3] 冷凝水从冷凝管支口的下端进，上端出。冷凝管通水是由下而上，反过来不行。因为这样冷凝管不能充满水，由此可能带来两个后果：其一，蒸气的冷凝效果不好；其二，冷凝管的内管可能因受热不均而炸裂。

[4] 酒精灯不可直接加热烧瓶，也切勿蒸干，以防意外事故发生。

性质实验一 烯烃、醇、酚的性质

1. 烯烃的性质

与高锰酸钾溶液反应：取一支小试管，加入 4 滴松节油和 1 滴 0.5% $KMnO_4$ 溶液，振摇试管，观察现象。

2. 醇的铬酸实验

取 3 支试管，分别取 1 滴正丁醇、仲丁醇、叔丁醇，加 1 mL 丙酮，加 1 滴铬酸试剂，振荡，观察颜色变化。用空白实验对照。

3. 酚的化学性质

苯酚的氯化铁实验：取 3 支试管，分别加入 10 $g \cdot L^{-1}$ 苯酚、乳酸、饱和水杨酸溶液 0.5 mL，加 10 $g \cdot L^{-1}$ 氯化铁水溶液 1～2 滴，观察颜色变化。

实验 12　重结晶、萃取

一、实验目的

1. 学习重结晶提纯固态有机物的原理和方法。
2. 掌握抽滤、热滤操作和滤纸折叠的方法。
3. 了解萃取和洗涤的原理。
4. 了解萃取和洗涤的用途及操作方法。

二、实验原理

1. 重结晶原理

固体有机物在溶剂中的溶解度一般随温度的升高而增大。重结晶指的是把固体有机物溶解在热的溶剂中使之饱和，冷却时由于溶解度降低，有机物又重新析出晶体的过程。因为溶剂对被提纯物质及杂质的溶解度不同，这一过程可以让杂质全部或大部分留在溶液中，从而达到纯化物质的目的。但是，重结晶只适宜杂质含量在 5%以下的固体有机混合物的提纯，因此从反应粗产物直接重结晶是不适宜的，必须先采取其他方法对粗产物进行初步提纯，然后再重结晶提纯。

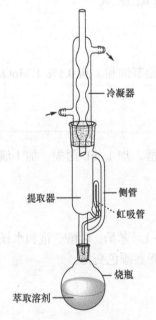

图 2-2　固-液萃取装置示意图

冷凝器

提取器
側管
虹吸管

烧瓶

萃取溶剂

2. 萃取原理

萃取(extraction)指利用化合物在两种互不相溶(或微溶)的溶剂中溶解度或分配系数的不同，使化合物从一种溶剂中转移到另外一种溶剂中。经过反复多次萃取，就可以将绝大部分的化合物提取出来。萃取时各成分在两相溶剂中分配系数相差越大，则分离效率越高。如果在水提取液中的有效成分是亲脂性的物质，一般多用亲脂性有机溶剂，如苯、氯仿或乙醚进行两相萃取。若在水提取液中的有效成分是偏于亲水性的物质，在亲脂性溶剂中难溶解，就需要改用弱亲脂性的溶剂，如乙酸乙酯、丁醇等进行萃取。

萃取有两种方式。

(1) 液-液萃取，如用 CCl_4 萃取水中的 Br_2 等。

(2) 固-液萃取，也称浸取(图 2-2)，如用水从中药中浸取有效成分以制取流浸膏。

萃取分离物质时，使用分液漏斗。操作步骤如下：把用来萃取(提取)溶质的溶剂加入盛有溶液的分液漏斗后，立即充分振荡(图2-3)，使溶质充分转溶到加入的溶剂中，然后静置分液漏斗，待液体分层后，再进行分液。把经萃取分离出来的溶剂蒸馏后，就能得到纯净的溶质。

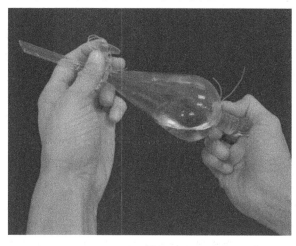
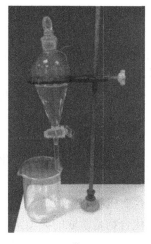

(a)　　　　　　　　　　　　　　　　(b)

图2-3　分液漏斗的排气操作(a)和分层操作(b)

1) 萃取的常规方法

(1) 选择容积较液体体积大一倍以上的分液漏斗，把活塞擦干，在活塞上均匀涂上一层润滑脂，使润滑脂均匀分布，看上去透明即可。

(2) 检查分液漏斗的顶塞与活塞处是否渗漏(用水检验)，确认不漏水方可使用。

(3) 将被萃取液和萃取剂依次从上口倒入漏斗中，塞紧顶塞(顶塞不能涂润滑脂)。

(4) 取下分液漏斗，前后振荡。然后使分液漏斗下端上倾[图2-3(a)]，小心打开下端塞子放气(振荡过程中有机溶剂蒸发会产生气压)，注意放气操作时下端出口不可正对着人，以防液体喷射伤人。放气完毕后，再关紧下端塞子，然后将漏斗竖直放回铁圈中静置分层。

(5) 待两层液体完全分开后，打开顶塞，再将下层液体自活塞放出至接受瓶。

(6) 将所有的萃取液合并，加入过量的干燥剂干燥。

(7) 过滤掉干燥剂后蒸去溶剂，再根据化合物的性质利用蒸馏、重结晶等方法进一步纯化。

2) 萃取成败关键

(1) 分液漏斗的使用方法要正确(包括涂抹润滑脂、振摇、放气、静置、分液等操作)。

(2) 准确判断萃取液与被萃取液的上、下层关系。

3) 安全事项

有机蒸气对人体有伤害，请注意安全。

分配定律是萃取理论的主要依据，因为物质对不同的溶剂有着不同的溶解度。同时，在两种互不相溶的溶剂中，加入某种可溶性的物质时，它能分别溶解于两种溶剂中。实验证明，在一定温度下，该化合物与此两种溶剂不发生分解、电解、缔合和溶剂化等作用时，此化合物在两液层中之比是一个定值。用公式表示为

$$K = \frac{c_A}{c_B}$$

式中，c_A、c_B 分别是一种化合物在两种互不相溶的溶剂中的物质的量浓度；K 是常数，称为分配系数。

有机物在有机溶剂中一般比在水中溶解度大，因此用有机溶剂提取溶解于水的化合物是萃取的典型实例。在萃取时，若在水溶液中加入一定量的电解质(如氯化钠)，利用盐析效应以降低有机物和萃取溶剂在水溶液中的溶解度，常可提高萃取效果。

要把所需要的化合物从溶液中完全萃取出来，通常萃取一次是不够的，必须重复萃取数次。利用分配定律的关系，可以计算出经过萃取后化合物的剩余量。

设：V 为原溶液的体积；w_0 为萃取前化合物的总量；w_1 为萃取一次后化合物的剩余量；w_2 为萃取二次后化合物的剩余量；w_n 为萃取 n 次后化合物的剩余量；S 为萃取溶液的体积。

经一次萃取，原溶液中该化合物的浓度为 w_1/V；而萃取溶剂中该化合物的浓度为 $(w_0-w_1)/S$；两者之比等于 K，即

$$K = \frac{w_1/V}{(w_0-w_1)/S} \qquad w_1 = w_0 \frac{KV}{KV+S}$$

同理，经二次萃取后，则有

$$w_2 = w_0 \left(\frac{KV}{KV+S} \right)^2$$

因此，经 n 次提取后，

$$w_n = w_0 \left(\frac{KV}{KV+S} \right)^n$$

当用一定量溶剂时，希望在水中的剩余量越少越好。而上式中 $KV/(KV+S)$ 总是小于 1，所以 n 越大，w_n 就越小。也就是说，把溶剂分成数次做多次萃取，比用全部量的溶剂做一次萃取的效果好。但应该注意，上面的公式适用于几乎和水不相溶的溶剂，如苯、四氯化碳等。而对与水有少量互溶的溶剂乙醚等，上面公式只是近似的，但还是可以定性地指出预期的结果。

三、仪器与试剂

1. 仪器：循环水真空泵，恒温水浴锅，热滤漏斗，吸滤瓶，布氏漏斗，酒精灯，滤纸，150 mL 分液漏斗，三角烧瓶。

2. 试剂：50 g · L^{-1} 苯酚水溶液，乙酸乙酯，10 g · L^{-1} FeCl$_3$，乙酰苯胺。

四、实验内容

1. 用水重结晶乙酰苯胺

称取 3 g 乙酰苯胺，放在 250 mL 三角烧瓶中，加入约 65 mL 纯水，加热至乙酰苯胺溶解，若不溶解，可适量添加少量热水，搅拌并加热至接近沸腾，使乙酰苯胺溶解。稍冷后，加入适量(约 0.3 g)活性炭于溶液中，煮沸 5～10 min，趁热用放有菊花式滤纸[图 2-4(a)]的热水漏斗常压过滤，用烧杯承接滤液。

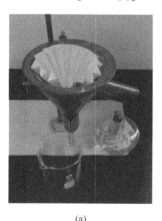

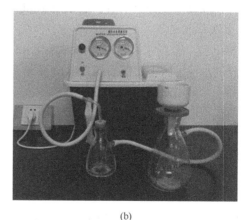

(a)　　　　　　　　　　　　　　　(b)

图 2-4　热过滤装置图(a)和抽滤装置图(b)

滤液放置冷却后，有乙酰苯胺晶体析出，用循环水真空泵减压抽滤掉水溶液[图 2-4(b)]。抽干后，用玻璃钉压挤晶体，继续抽滤，尽量除去水溶液。然后用少量水洗涤滤纸上的晶体，抽干。测定晶体的熔点为 114 ℃。

菊花式滤纸的折叠方法和过滤装置见图 2-5。

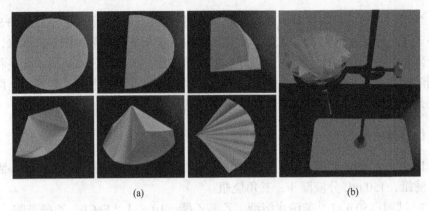

(a)　　　　　　　　　　　　　　　　(b)

图 2-5　菊花式滤纸的折叠方法(a)和过滤装置(b)

2. 萃取

用乙酸乙酯从苯酚水溶液中萃取苯酚。

1) 一次萃取

(1) 取 50 g·L⁻¹ 苯酚水溶液 15 mL，放入分液漏斗中，再加入 20 mL 乙酸乙酯，进行萃取操作，分出水层，取水层 1 mL 于编号为 1 的试管中备用。

(2) 取 50 g·L⁻¹ 苯酚水溶液 15 mL，放入分液漏斗中，再加入 10 mL 乙酸乙酯，进行萃取操作，分出水层，取水层 1 mL 于编号为 2 的试管中备用。

2) 多次萃取

取 50 g·L⁻¹ 苯酚水溶液 15 mL，用 10 mL 乙酸乙酯进行第一次萃取。分层后放出下层的水层，将上层的有机层从分液漏斗的上口倒出。将放出的水层重新倒回分液漏斗，再用 10 mL 乙酸乙酯萃取一次。萃取结束后，合并两次分出的有机相。取两次萃取后的水层 1 mL 于编号为 3 的试管中备用。

3) 比较

(1) 取未经萃取的 50 g·L⁻¹ 苯酚水溶液 1 mL 加到编号为 4 的试管中，然后在编号为 1、2、3、4 的试管中分别加入 2 滴 10 g·L⁻¹ FeCl₃ 溶液，进行颜色深浅的比较，写出结果。

(2) 通过比较总结所用萃取剂量、萃取次数与萃取效应的关系。

五、课后思考

1. 加热溶解待重结晶的粗产品时，为什么加入溶剂的量要比计算量略少，然后逐渐添加到恰好溶解，最后再加入少量的溶剂？为什么？

2. 用活性炭脱色时，为什么要待固体物质完全溶解后才能加入？为什么不能在溶液沸腾时加入活性炭？

3. 使用有机溶剂重结晶时，哪些操作容易着火？

4. 用水重结晶乙酰苯胺，在溶解过程中有无油珠状出现？如有油珠出现应如何处理？

5. 使用布氏漏斗过滤时，如果滤纸大于布氏漏斗瓷孔面时，有什么弊端？

6. 停止抽滤时，如不先打开安全活塞就关闭水泵，会有什么现象产生？为什么？

7. 在布氏漏斗上用溶剂洗涤滤饼时应注意什么？

8. 如何鉴定经重结晶纯化过的产品的纯度？

性质实验二　醛、酮的性质

1. 2, 4-二硝基苯肼实验

在 2 支试管中分别加入 1 mL 2, 4-二硝基苯肼溶液，然后分别加入乙醛或者丙酮试样 1 滴，摇匀后静置，有黄色沉淀生成者为正反应。

2. 碘仿实验

在 2 支试管中分别加入 3 滴丙酮和乙醛，然后各加入碘液 10 滴，摇匀后滴加 $NaOH(50 \text{ g} \cdot \text{L}^{-1})$ 至碘的颜色消失为止，有淡黄色沉淀生成、能嗅到有碘仿的特殊气味者为正反应(若出现白色乳液，可把试管放入 50～60 ℃的水中温热数分钟，再观察结果)。

实验 13　牛乳中分离提取酪蛋白和乳糖

一、实验目的

1. 了解从牛乳中分离、提取酪蛋白、乳糖的原理及方法。
2. 掌握结晶、减压过滤等操作。
3. 掌握旋光度测定的原理及方法。

二、实验原理

牛乳[1]中所含的蛋白质主要为酪蛋白，并以酪蛋白胶束的形式[2]存在。

酪蛋白钙的 pI=4.6，牛乳的 pH=6.6，因而酪蛋白钙在牛乳中带负电荷。向牛乳中加入酸，酪蛋白即可沉淀析出。

$$酪蛋白 - Ca^{2+} + H^+ \longrightarrow 酪蛋白 \downarrow + Ca^{2+}$$

牛乳经脱脂和去除蛋白质后，所得溶液即为乳清。乳清内含糖类物质主要为乳糖，乳糖不溶于乙醇，加入乙醇后乳糖即以结晶形式析出。

三、仪器与试剂

1. 仪器：烧杯(50 mL 或 100 mL)，锥形瓶(250 mL)，减压抽滤装置(布氏漏斗、吸滤瓶、真空泵、滤纸)，酒精灯。

2. 试剂：脱脂奶粉，10%乙酸，碳酸钙，95%乙醇，25%乙醇，活性炭。

四、实验内容

1. 从牛乳中分离酪蛋白

称取 10 g 脱脂奶粉置于烧杯中，加 25 mL 水，搅拌，温热至 40 ℃使奶粉充分溶解。在不断摇动下缓慢滴加 10%乙酸约 10 mL 至酪蛋白不再析出，并形成无定形大块，最后用玻璃棒搅拌确保沉淀完全。用玻璃棒将无定形大块酪蛋白直接转移至减压抽滤装置的布氏漏斗上，尽可能抽滤液体。抽滤结束后，收集滤液，同时过滤出的酪蛋白沉淀用滤纸吸干，并置于空气中干燥，称量并计算产率。

2. 从牛乳中分离乳糖

向上述实验留下的滤液中加 3 g 粉状 $CaCO_3$，煮沸 2~3 min，用玻璃棒不断搅拌以防暴沸。减压过滤后，滤液转移到另一烧杯，加热浓缩至 1/2 体积。加入 80 mL 95%乙醇(70~75 ℃，注意乙醇不能明火煮，以免爆炸)及 1g 活性炭，搅拌均匀，趁热减压过滤。滤液转移至锥形瓶，冰浴条件下结晶。

将所得乳糖晶体从烧瓶上刮下，减压过滤，用 10 mL 25%冷乙醇洗涤，抽干，干燥；称量并计算产率。

3. 乳糖的定性检验

在试管中加入 2%的乳糖溶液 10 滴，再加入班氏试剂 1 mL，然后在沸水浴中加热，观察结果。

4. 乳糖旋光度的测定

乳糖旋光度的测定原理及方法见补充内容。

五、课后思考

试解释为何向牛乳中加入乙酸后酪蛋白即可析出。

六、注解和实验指导

[1] 牛乳的质量分数为：水，87.1%；蛋白质，3.4%；脂肪，3.9%；糖，4.9%；

矿物质，0.7%。

牛乳中所含蛋白质为球蛋白，有三种形式：酪蛋白、乳清蛋白、乳球蛋白。

[2] 酪蛋白是一种磷蛋白，蛋白质肽链中丝氨酸、苏氨酸残基的羟基和磷酸结合，并以钙盐形式存在。

酪蛋白还是一种混合物，由 α-酪蛋白、β-酪蛋白和 κ-酪蛋白三种酪蛋白组成。在牛乳中三种酪蛋白均为钙盐，并形成胶束。

α-酪蛋白和 β-酪蛋白胶束不溶于牛乳，但 κ-酪蛋白溶于水，并可增溶 α-酪蛋白和 β-酪蛋白，构成溶于水的酪蛋白胶束。

补充实验：旋光仪原理及实验

一、实验目的

1. 掌握旋光仪的使用方法。
2. 了解手性化合物的旋光性及其测定的原理、方法和意义。

二、实验原理

手性化合物使平面偏振光的偏振面旋转的性质称为旋光性。偏振面被旋转的角度称为旋光度(α)。若手性化合物能使偏振面右旋(顺时针)称为右旋体，用(+)表示；而其对映体必使偏振面左旋(逆时针)相等角度，称为左旋体，用(–)表示。

手性化合物的旋光度可用旋光仪来测定。实验室常用目测或自动旋光仪。图 2-6 为目测式圆盘旋光仪和数字式自动旋光仪的外形。图 2-7 为旋光仪的基本结构和测定原理。

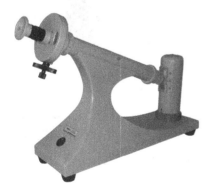
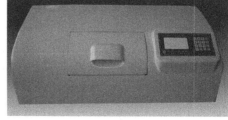

(a)　　　　　　　　　　　　　　　　　　　(b)

图 2-6　目测式圆盘旋光仪(a)和数字式自动旋光仪(b)

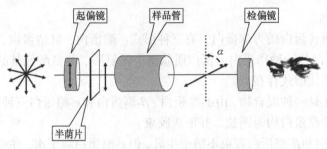

图 2-7　旋光仪的基本结构和测定原理

从钠光源发出的光,通过一个固定的尼科耳棱镜——起偏镜变成平面偏振光。平面偏振光通过装有旋光物质的盛液管时，偏振光的振动平面会向左或向右旋转一定的角度。只有将检偏镜向左或向右旋转同样的角度才能使偏振光通过到达目镜。向左或向右旋转的角度可以从旋光仪刻度盘上读出，即为该物质的旋光度。

图 2-8 是从目镜中可观察到的几种情况。

(1) 中间明亮，两旁较暗[图 2-8(a)]。

(2) 视场内明暗相等的均一视场[图 2-8(b)]。

(3) 中间较暗，两旁较明亮[图 2-8(c)]。

测定时，旋转手轮，调整检偏镜刻度盘，应调节视场成明暗相等的单一视场[图 2-8(b)]，然后读取刻度盘上所示的刻度值。

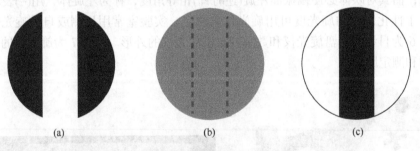

图 2-8　三分视场示意图

手性化合物旋光度与溶液浓度、溶剂、测定温度、光源波长、测定管长度有关。因此，旋光仪测定的旋光度 α 并非特征物理常数，同一化合物测得的旋光度有不同的值。为了比较不同物质的旋光性能，通常用比旋光度 $[\alpha]_\lambda^t$ 来表示物质的旋光性，比旋光度是物质特有的物理常数。

$$[\alpha]_\lambda^t = \frac{\alpha}{l \cdot c}$$

式中，α 是旋光仪测定的度数；t 是测量时的温度(一般为 20 ℃)；λ 是旋光仪光源钠光的 D 线波长，$\lambda = 589$ nm；l 是旋光管的长度，单位是 dm；c 是溶液的浓度，即 100 mL 溶液中所含样品的质量，单位是 $g \cdot mL^{-1}$，纯液体可用密度表示。比旋光度的测定，可用于判断手性化合物的纯度及测定含量。

三、仪器与试剂

1. 仪器：WZZ-3 数字式自动旋光仪或 WXG-4 圆盘旋光仪。
2. 试剂：蒸馏水，10%乳糖溶液。

四、实验内容

1. 预热

开始测量前，先将电源开关推到"开"的位置，预热 5～10 min，直至钠光灯已充分受热。

2. 旋光仪零点的校正

在测定样品前，必须先校正旋光仪零点。将旋光管洗净，装上蒸馏水，使液面凸出管口，将玻璃盖沿管口边缘轻轻平推盖好，不能带入气泡。然后旋上螺丝帽盖，使之不漏水。但注意不可旋得过紧，以免玻璃盖产生扭力而影响读数的准确性。将已装好蒸馏水的样品管擦干，放入旋光仪内，罩上盖子。将标尺盘调到零点左右，调节手轮使视场亮度达到一致，此时读数应为零。由于使用者对其感觉不一，此读数可能为某一数值(即为初读数)，记下读数。重复操作 2～3 次，取其平均值即为零点校正读数。

3. 旋光度的测定

取已准确配制的 10%乳糖溶液，按上述方法装入已洗净的旋光管中(先用蒸馏水洗干净，再用所测溶液洗涤 2 次)。把旋光管放入旋光仪里，转动手轮，使三部分亮度不同的视场重新调至亮度一致为止[图 2-8(b)]，记下读数。这时所得的读数与零点(初读数)之间的差值，即为该溶液的旋光度。例如，图 2-9(a)中旋光度的读数为 9.30°。再记下旋光管的长度及溶液的浓度，然后按公式计算其比旋光度。

(1) 游标刻度上正确的读数方法，见图 2-9(b)。

(2) 刻度盘分两个半圆分别标出 0°～180°，固定游标分为 20 等分。读数时，先读游标的 0 落在刻度盘上的位置(整数值)，再用游标尺的刻度盘画线重合的方法，读出游标尺上的数值(可读出两位小数)，如图 2-9 所示。

实验完毕，洗净测定管，擦干存放。注意镜片应用软绒布擦拭，勿用手触摸。

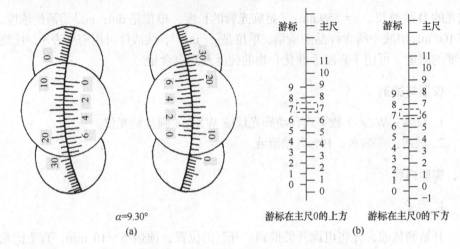

图 2-9　刻度盘的基本结构(a)和旋光仪游标尺的读数(b)

五、课后思考

1. 测定旋光度时如光通路上有气泡,将会产生什么影响?

2. 测定手性化合物的旋光度有何意义?

3. 旋光度 α 和比旋光度 $[\alpha]_\lambda^t$ 有何不同?

性质实验三　糖类的性质

1. 糖与班氏试剂反应

取 5 支大试管,各加入 10 滴班氏试剂,再分别加入 2 滴试样,在沸水中加热 2~3 min,移出试管,观察并记录结果。

试样:$20\ g \cdot L^{-1}$ 的葡萄糖、果糖、麦芽糖、蔗糖、淀粉溶液。

2. 淀粉的性质

与碘液作用:取一支大试管,加 1 滴淀粉溶液,用蒸馏水稀释 10 倍,加 1 滴碘液,显何色?再在酒精灯上加热,待颜色褪去后,冷却,显何色?

实验 14　乙酸乙酯的制备

一、实验目的

1. 了解由有机酸合成酯的一般原理及方法。

2. 掌握回流、蒸馏、萃取、干燥等基本操作。

二、实验原理

以乙醇和冰醋酸反应制备乙酸乙酯，醇和有机酸在酸催化下加热发生酯化反应生成酯。

$$CH_3COOH + C_2H_5OH \underset{110 \sim 120\,℃}{\overset{H_2SO_4}{\rightleftharpoons}} CH_3COOC_2H_5 + H_2O$$

副反应：

$$C_2H_5OH + C_2H_5OH \longrightarrow C_2H_5OC_2H_5 + H_2O$$

主反应可逆，常采用加入过量廉价的酸或醇以及不断移去产物中的酯或水的方法来提高产率。本实验采用回流装置及使用过量的乙醇来增加酯的产率。反应完成后，没有反应完全的乙酸、乙醇及产生的水分别用饱和 Na_2CO_3、饱和 $CaCl_2$ 及 $MgSO_4$ 除去。表 2-1 是主要反应试剂及产物的物理常数。

表 2-1　主要反应试剂及产物的物理常数

名称	相对分子质量	mp/℃	bp/℃	D	n_D	溶解度		
						H_2O	乙醇	乙醚
乙醇	46.07	−114	78.3	0.7894	1.3614	∞	∞	∞
乙酸	60.05	16.6	118	1.0492	1.049	∞	∞	∞
乙酸乙酯	88.12	−83.6	77.1	0.9003	1.3723	8.5 g/100 mL H_2O	∞	∞

三、仪器与试剂

1. 仪器：圆底烧瓶(100 mL、25 mL、10 mL)，冷凝管，蒸馏装置，分液漏斗(100 mL)，锥形瓶，接受管，量筒，温度计，电热套。

2. 试剂：无水乙醇，冰醋酸，浓硫酸，饱和碳酸钠，饱和食盐水，饱和氯化钙，无水硫酸镁，沸石。

四、实验内容

1. 酯化

酯化反应在回流装置中进行，见图 2-10。在 100 mL 圆底烧瓶中，加入 20 mL(15.7 g，0.34 mol)无水乙醇和 12 mL(12.59 g，0.21 mol)冰醋酸，摇动下慢慢加入 5 mL 浓硫酸使混合均匀，加入 3～4 粒沸石，装上回流冷凝管，用电热套加

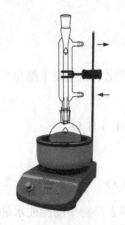

图 2-10　回流装置示意图

热到约 115 ℃缓缓回流 0.5 h。冷却后改成蒸馏装置(蒸馏装置的搭建请参考实验 11)，并加入 2 粒新沸石，蒸出乙酸乙酯，直到馏出液体积为反应液总体积约 1/3 为止。

2. 提纯

馏出液中含有乙酸乙酯及少量乙醇、乙醚、水和乙酸[1]。准备好分液漏斗，关紧下端密封塞，按先后顺序向其中加入 10 mL 饱和的碳酸钠溶液和馏出液[2]。按萃取操作的要求充分摇振(注意及时放气！)后静置，分出下层碳酸钠水溶液。余下的有机层再用 10 mL 饱和食盐水萃取，静置后分出下层的水层。重复同样的操作，再分别用 10 mL 饱和氯化钙溶液萃取、10 mL 蒸馏水萃取。弃去下层水溶液后，将留下的有机层自漏斗上口倒入干燥的锥形瓶中保存。

粗产物仍含有少量水，向锥形瓶中加入无水硫酸镁(约 1 平药匙)干燥除去水分[3]。倾析出干燥好的乙酸乙酯到干燥、已称量的烧杯，称量并计算产率(40%～60%)。最后，将得到的乙酸乙酯重新蒸馏一次，以获得高纯度的最终产物。

五、课后思考

1. 在纯化过程中，Na_2CO_3 溶液、NaCl 溶液、$CaCl_2$ 溶液、$MgSO_4$ 粉末分别除去什么杂质？

2. 为何要先经干燥剂无水硫酸镁干燥后，才能进行乙酸乙酯的蒸馏？

六、注解和实验指导

[1] 馏出液含乙酸乙酯、水及未反应的少量乙酸、乙醇和副产物乙醚，用碳酸钠除去未反应的乙酸。

[2] 有机层用碳酸钠洗后，碳酸钠必须洗干净，否则下一步用饱和氯化钙溶液洗去醇时，会产生絮状的碳酸钙沉淀，造成分离困难。因此，下一步用饱和氯化钙溶液萃取以除去馏出液中未反应的乙醇前，先用饱和食盐水萃取一次以除去残留的碳酸钠。另外，蒸馏时水与乙醇、乙酸乙酯形成二元或三元共沸物，降低产率。

[3] 干燥剂硫酸镁的用量不应太多，一般每 10 mL 待干燥液体应加 0.5～1 g。加入干燥剂一般要放置 30 min，其间要不时摇动。若洗涤不净或干燥不够时，会使沸点降低，影响产率。

性质实验四　羧酸、取代羧酸的性质

1. 羧酸的氧化反应

取试样 1 mL，加入 1 滴 $KMnO_4(0.5\ g \cdot L^{-1})$，水浴加热，紫色褪去的为正反应。

试样：甲酸($0.1\ mol \cdot L^{-1}$)、乙二酸($0.1\ mol \cdot L^{-1}$)、乙酸($0.1\ mol \cdot L^{-1}$)。

2. 取代羧酸的氧化反应

取试样 1 mL，加入 1 滴 $KMnO_4(0.5\ g \cdot L^{-1})$，水浴加热，能使高锰酸钾褪色的为正反应。

试样：乳酸($0.1\ mol \cdot L^{-1}$)、酒石酸($0.1\ mol \cdot L^{-1}$)、丁二酸($0.1\ mol \cdot L^{-1}$)。

3. 酮式-烯醇式互变异构现象

取 1 mL 2,4-二硝基苯肼溶液，加入乙酰乙酸乙酯 1 滴，观察有无橙色沉淀出现。

实验 15　纸层析、薄层层析

一、实验目的

1. 掌握用纸层析分离氨基酸混合物的方法。
2. 了解纸层析的基本原理。
3. 掌握用薄层层析分离生物碱的操作。

二、实验原理

纸层析又称纸色谱(paper chromatography, PC)，其实验技术与薄层色谱相似。纸层析是基于分配原理建立的，即待分离的混合物中各组分在固定相中的溶解性(或称分配作用)的差异，致使各组分的迁移速度不同。在此法中所用滤纸只是作为载体，而固定相是滤纸上的水[1]，流动相(展开剂)是用水饱和过的有机溶剂[2]。当流动相靠滤纸的毛细作用沿滤纸流动，待分离物中各组分在固定相和流动相间不断进行分配、迁移，由于各组分迁移速率的差异而获得分离。这种方法特别适用于极性大或多官能团化合物分离、鉴定或是定量测定，如氨基酸、碳水化合物和天然色素等。常用 R_f 值表示组分移动的相对距离。若待分离物质是无色的，层析后需在纸上喷显色剂[3]，以便确定移动距离。

薄层色谱(thin layer chromatography，TLC)又称薄层层析，是以涂布于支持板上的支持物作为固定相，以合适的溶剂为流动相，对混合样品进行分离、鉴定和定量的一种层析分离技术。这是一种快速分离如脂肪酸、类固醇、氨基酸、核苷酸、生物碱及其他多种物质的特别有效的层析方法，从 20 世纪 50 年代发展至今，仍被广泛采用。

薄层层析是把支持物均匀涂布于支持板(常用玻璃板，也可用铝板等)上形成薄层，然后用相应的溶剂进行展开。薄层层析可根据作为固定相的支持物不同，分为薄层吸附层析(吸附剂)、薄层分配层析(纤维素)、薄层离子交换层析(离子交换剂)、薄层凝胶层析(分子筛凝胶)等。一般实验中应用较多的是以吸附剂为固定相的薄层吸附层析。

吸附是表面的一个重要性质。任何两个相都可以形成表面，吸附就是其中一个相的物质或溶解于其中的溶质在此表面上的密集现象。在固体与气体之间、固体与液体之间、吸附液体与气体之间的表面上，都可能发生吸附现象。

物质分子之所以能在固体表面停留，是因为固体表面的分子(离子或原子)和固体内部分子所受的吸引力不相等。在固体内部，分子之间相互作用的力是对称的，其力场互相抵消。而处于固体表面的分子所受的力是不对称的，向内的一面受到固体内部分子的作用力大，而表面层所受的作用力小，因而气体或溶质分子在运动中遇到固体表面时受到这种剩余力的影响就会被吸引而停留下来。吸附过程是可逆的，被吸附物在一定条件下可以解吸出来。在单位时间内被吸附于吸附剂的某一表面积上的分子和同一单位时间内离开此表面的分子之间可以建立动态平衡，称为吸附平衡。吸附层析过程就是不断地产生平衡与不平衡、吸附与解吸的动态平衡过程。

例如，用硅胶和氧化铝作支持剂，其主要原理是吸附力与分配系数的不同，使混合物得以分离。溶剂沿着吸附剂移动时，带着样品中的各组分一起移动，同时发生连续吸附与解吸作用以及反复分配作用。由于各组分在溶剂中的溶解度不同，以及吸附剂对它们的吸附能力的差异，最终混合物分离成一系列斑点。如作为标准的化合物在层析薄板上一起展开，则可以根据这些已知化合物的 R_f 值对各斑点的组分进行鉴定，同时也可以进一步采用某些方法加以定量。

用比移值 R_f 表示组分移动的特性，其定义为

$$R_f = \frac{\text{组分移动的距离}}{\text{溶剂前沿移动的距离}}$$

$$= \frac{\text{原点至组分斑点中心的距离}}{\text{原点至溶剂前沿的距离}}$$

在一定的色谱条件下，特定化合物的 R_f 值是一个常数，因此有可能根据化合物的 R_f 值鉴定化合物。

三、仪器与试剂

1. 仪器

层析缸(或层析筒)，新华 2 号层析滤纸条(12 cm×2 cm)，剪刀，干净的直尺，铅笔，毛细管，吸量管，电吹风。

2. 试剂

1) 纸层析
展开剂：正丁醇：水：乙酸 = 4：5：1(体积比)。
显色剂：茚三酮乙醇溶液($2 g \cdot L^{-1}$)。
样品：亮氨酸($2 g \cdot L^{-1}$)、丙氨酸($5 g \cdot L^{-1}$)、亮氨酸($5 g \cdot L^{-1}$)和丙氨酸($5 g \cdot L^{-1}$)的混合溶液。

2) 薄层层析
展开剂：丙酮。
显色剂：碘液。
样品：咖啡因、奎宁、生物碱混合样。

四、实验内容

(一) 纸层析

1. 准备

纸层析示意图见图 2-11。用铅笔在滤纸的一端按图 2-11(a)所示画记号，其中标有"×"记号的一端为下端。在滤纸上端剪一个小孔，以便挂于层析缸盖上

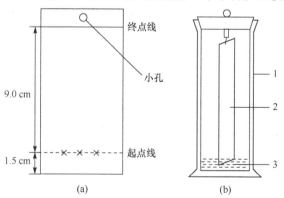

图 2-11 纸层析装置示意图
(a) 纸色谱滤纸条；(b) 纸色谱装置；
1. 层析缸；2. 滤纸；3. 展开剂

或将滤纸上端插入连在铁丝的回形针中，再将其垂直悬挂在层析筒里。在准备过程中手不要接触纸条中部[4]。

2. 点样

用毛细管吸取已准备好的样品，毛细管垂直于纸面在标有三个×记号处分别点 3 个不同样，中间一个样是丙氨酸和亮氨酸的混合液，两边分别是丙氨酸和亮氨酸样品，控制点的直径在 2～3 mm，点间距为 1～1.2 cm。注意点样的好坏会影响到实验结果[5]。

3. 展开

在层析缸中加入正丁醇、水、乙酸混合展开剂 10 mL，将已点样的滤纸挂于带有小钩的层析缸盖上[图 2-11(b)]，使滤纸下端浸入展开剂中，注意展开剂不要淹没滤纸上起点线，要低于起点线 1 cm 左右。另外滤纸不要跟层析缸玻璃壁接触，展开时层析缸应是密闭的。当展开剂上升到距起点线 8 cm 左右时，立即将滤纸条取出，用铅笔划出展开剂上溶剂前沿的位置，晾干或用电吹风吹干。

4. 显色并计算 R_f 值

用装有显色剂溶液的喷雾器，在滤纸已展开部分均匀喷上茚三酮溶液[6]，然后用电吹风吹干溶剂，再用热风吹滤纸条，直至滤纸条上有紫红色斑点出现。找出滤纸条上有几个斑点，并能辨认出各个斑点是由哪一个氨基酸显现的。用铅笔勾画出斑点的轮廓，标出斑点的中心，最后分别计算丙氨酸和亮氨酸的 R_f 值。

$$R_f = \frac{b}{a}$$

式中，a 是溶剂前沿距离起点线的距离；b 是氨基酸斑点中心距离起点线的距离。

(二) 薄层层析

1. 制板

选择合适的玻璃板(经常使用显微镜上的载玻片)，依次用水和乙醇洗净，晾干。取适量薄层层析用的硅胶，加适量蒸馏水调成糊。调制时慢慢搅拌，切勿产生气泡。将糊倒在玻璃板上，摇动摊平，晾干。使用前放入烘箱内，在 105～115 ℃烘干 40～50 min。冷却后使用。

2. 点样

薄层层析及其点样操作见图 2-12。用内径小于 1 mm 的管口平整的毛细管将溶于低沸点溶剂(乙醚、丙酮)配成的约为 1%的溶液点样。点样前，先用铅笔在小板上距层析板底端 1 cm 处轻轻画一横线，作为起点线。然后用毛细管吸取样品轻轻点在起点线上，点后立即抬起，待溶剂挥发后，再点第二次，点样后斑点直径以扩散成 1~2 mm 为宜。若在同一板上同时点几个样品，样品间距离应为 1~1.5 cm。点样后的薄层板待溶剂挥发干后再放入色谱缸中进行展开。

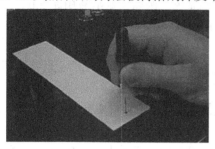 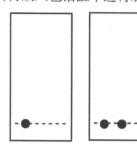 

图 2-12　点样操作

实验试样：咖啡因、奎宁、生物碱混合样。

3. 展开

吹干样点，竖直放入盛有 4 mL 展开剂的有盖展开瓶中。展开剂要接触到吸附剂下沿，切勿接触到样点及起点线。盖上盖子，展开。待展开剂上行到距薄层板顶端 1 cm 时，立即取出薄层板，用铅笔划出展开剂的前沿线，晾干或用电吹风吹干。

展开剂：氯仿：甲醇 ＝50：1(体积比)。

由于氯仿和甲醇毒性较大，此处用丙酮代替，效果尚可。

4. 显色并计算 R_f 值

挥发干展开剂后，用喷雾器在薄层板上均匀喷上一层碘液显色，用铅笔将样品点圈好，量出展开剂和各组分的移动距离，计算各组分的比移值 R_f，通过比移值的对照，可对未知化合物鉴别。

五、课后思考

1. 若待分离物质是极性物质，固定相是选用极性试剂还是非极性试剂？为什么？

2. 在纸层析时，层析缸为什么要求尽量密闭？

3. 在一定的操作条件下为什么可利用 R_f 值来鉴定化合物？

4. 在混合物薄层层析中，如何判定各组分在薄层上的位置？

5. 展开剂的高度若超过了点样线，对薄层层析有何影响？

六、注解和实验指导

[1] 滤纸中纤维素的羟基能与水以氢键形式缔合，可吸收高达 20% 左右的水，并使这部分水成为不易扩散移动的固定相。

[2] 展开时要有足够的水供滤纸吸附，所以展开剂需用水饱和。

[3] 由于有的物质是无色的，层析后需要显色。例如，氨基酸用茚三酮，酚类用三氯化铁溶液，生物碱用碘蒸气，都是利用与显色剂反应后生成有颜色的物质。

[4] 无论是在准备工作中还是以后实验过程中，都不要用手触摸滤纸条中部，因为手上不干净物或皮屑落在纸上会产生多余斑点而干扰实验结果。

[5] 实验成败取决于点样的好坏，要求点的样直径不超过 2 mm，动作要轻，量不要多，点一个样待干后再点另一个样。

[6] 若显色剂茚三酮已配在展开剂中，此喷雾操作不需进行，热风吹干滤纸条后会直接显出斑点。

性质实验五　　胺类的性质

1. 缩二脲反应

于干燥小试管中加入 0.5 g (约一小匙) 尿素，小心加热至熔化，随后则有气体放出 (可贴湿润的红色石蕊试纸于管口试之)。继续加热至试管内物质凝固，将试管放冷后注入 1～2 mL 蒸馏水，充分振荡 (尽量使固体溶解)，然后加 2～4 滴 NaOH($100\ g \cdot L^{-1}$) 和 1～2 滴 $CuSO_4$($30\ g \cdot L^{-1}$)，放置后有蓝紫色出现为正反应。

2. 蛋白质的性质——蛋白质的颜色反应

(1) 茚三酮。在试管中加入 10 滴蛋白质溶液，然后加 3 滴茚三酮溶液，水浴加热 5～10 min，观察颜色变化。

(2) 缩二脲。在试管中加入 5 滴蛋白质溶液和 3 滴氢氧化钠溶液 ($100\ g \cdot L^{-1}$)，摇匀后，加入 2 滴硫酸铜溶液 ($30\ g \cdot L^{-1}$)，振摇，观察颜色变化。

第三章

分析化学部分

实验16　容量仪器的校准

一、实验目的

1. 了解容量仪器校准的意义和方法。
2. 掌握滴定管和移液管的校准及容量瓶与移液管间相对校准的操作。

二、实验原理

滴定管、移液管和容量瓶是分析实验中常用的玻璃量器，都具有刻度和标称容量。但是在实际生产过程中，生产出来的量器容量不可能同标称容量完全一致，因此量器产品都允许有一定的容量允差。合格的量器可以满足一般实验室工作的要求，但是在准确度要求较高的分析测试中，使用时对量器进行校准是必需的，容量器皿的校准方法通常有称量法和相对校准法两种。

1. 称量法

称量法指校准时室内温度波动小于 $1\ ℃\cdot h^{-1}$，用分析天平称得容量器皿容纳或放出纯水的质量，然后根据该温度下水的表观密度，计算出该容量器皿在标准温度 20 ℃时的实际容量。

由于玻璃具有热胀冷缩的特性，所以在不同的温度下容量器皿的容积也有所不同。因此，校准玻璃容量器皿时，必须规定一个共同的温度值，这一规定温度值为标准温度。国际上规定玻璃容量器皿的标准温度为 20 ℃。但是，在实际校准工作中，容器中水的质量是在室温和空气中称量的。因此，将任一温度下水的质量换算成体积时须考虑下面三方面的影响。

(1) 水的密度随温度的变化。

(2) 温度对玻璃器皿容积胀缩的影响。

(3) 在空气中称量时空气浮力的影响。

为了方便计算，将上述三种因素的校准值合并得一总校准值，经总校准后的纯水表观密度见表 3-1。表中的表观密度表示在不同温度下，用水充满 20 ℃时容积为 1 L 的玻璃容器在空气中用黄铜砝码称取的水的质量。实际应用时，只要称出被校准的容量器皿容纳和放出纯水的质量，再除以当时温度纯水的表观密度值(表 3-1)，便是该容量器皿在 20 ℃时的实际容积。

表 3-1　纯水表观密度

$t/℃$	表观密度/$(g \cdot L^{-1})$	$t/℃$	表观密度/$(g \cdot L^{-1})$	$t/℃$	表观密度/$(g \cdot L^{-1})$
10	998.39	19	997.34	28	995.44
11	998.33	20	997.18	29	995.18
12	998.24	21	997.00	30	994.91
13	998.15	22	996.80	31	994.64
14	998.04	23	996.60	32	994.34
15	997.92	24	996.38	33	994.06
16	997.78	25	996.17	34	993.75
17	997.64	26	995.93	35	993.45
18	997.51	27	995.69	36	993.12

【例】　在 15 ℃，某一 20 mL 移液管放出纯水质量为 20.0023 g，计算该移液管在 20 ℃时的实际容积。

解　查表得 15 ℃时水的表观密度为 0.99792 g · mL^{-1}，所以在 20 ℃时移液管的实际容积 V_{20} 为

$$V_{20} = \frac{m}{\rho} = \frac{20.0023}{0.99792} = 20.0440 \, (\text{mL})$$

根据移液管准确度进行修约，为 20.04 mL，则该移液管的校正值为

$$\Delta V = 20.04 - 20.00 = 0.04 \, (\text{mL})$$

需要特别指出的是：校准不当和使用不当都是产生容量误差的主要原因，其误差甚至可能超过允差或量器本身的误差。因而在校准时务必正确、仔细地进行操作，尽量减小校准误差。凡是使用校准值的，其校准次数不应少于两次，且两次校准数据的偏差应不超过该量器容量允差的 1/4，并取其平均值作为校准值。

2. 相对校准法

相对校准法指用一个已校准的玻璃容器间接地校准另一个玻璃容器。在滴定分析中，经常配套使用的移液管和容量瓶，可采用此法。例如，用 25 mL 移液管移取蒸馏水于干净且倒立晾干的 100 mL 容量瓶中，到第 4 次重复操作后，观察瓶颈处水的弯月面下缘是否刚好与标线上缘相切，若不相切，记下弯月面下缘的位置，再重复实验一次。连续两次实验相符后，标记该位置，以后此移液管和容量瓶配套使用时就用标记的标线。

三、仪器

分析天平，滴定管(25 mL)，容量瓶(100 mL)，移液管(10 mL)，具塞锥形瓶

(50 mL),温度计。

四、实验内容

1. 滴定管的校准(称量法)

(1) 将已洗净且外表干燥的具塞锥形瓶[1]放在分析天平上称量,得空瓶质量 $m_瓶$,记录。

(2) 将已洗净的滴定管盛满纯水,调至 0.00 mL 刻度处,记录。

(3) 按正确操作,从调好的滴定管中向已称量的具塞锥形瓶[2]中放入纯水至 5.00 mL 刻度(记录为 V_0),塞紧塞子,称出"瓶+水"的质量,两次质量之差即为 放出水的质量 $m_水$。用同法称量滴定管 0.00 mL 到 10.00 mL,0.00 mL 到 15.00 mL, 0.00 mL 到 20.00 mL, 0.00 mL 到 25.00 mL 等刻度间的 $m_水$。见表 3-2。

表 3-2　滴定管校准记录

V_0/mL	$m_{水+瓶}$/g	$m_瓶$/g	$m_水$/g	V_{20}/mL	ΔV/mL
0.00~5.00					
0.00~10.00					
0.00~15.00					
0.00~20.00					
0.00~25.00					

(4) 用表 3-1 查出实验水温[3]时纯水的表观密度来除每次 $m_水$,即可得到滴定 管各部分在 20 ℃下的实际容量 V_{20}。重复校准一次,两次释放出的纯水质量之差 应小于 0.01 g,求出平均值,并计算校准值 $\Delta V = V_{20} - V_0$。以 V_0 为横坐标,ΔV 为 纵坐标,绘制滴定管校准曲线(图 3-1)。

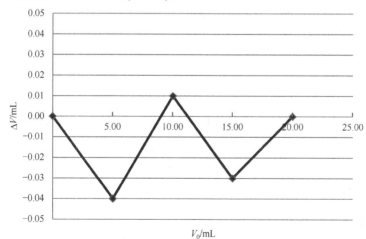

图 3-1　滴定管校准曲线

2. 移液管的校准及其和容量瓶的相对校准

1) 移液管的校准

移液管的校准方法与滴定管的校准方法相同，即先将移液管吸满纯水，调整液面至刻度线处，立即移入已称量的具塞锥形瓶中(注意：放液时，管口尖端尽量避免接触磨口部分而靠紧瓶的内壁，让水自然留下，水流完后，等 15 s 再将移液管拿开)。称出放出水的质量，重复校准一次，两次释放出纯水的质量之差应小于 0.005 g，求出平均值，根据该温度时水的表观密度计算移液管在 20 ℃的实际容量。容量瓶也可用称量法进行校准，校准容量瓶时，不必用锥形瓶，且称准至 0.001 g 即可。

2) 移液管和容量瓶的相对校准

用洁净的 10 mL 移液管移取纯水于干净且晾干的 100 mL 容量瓶中，重复操作 10 次，观察液面的弯月面下缘是否恰好与标线上缘相切，如不相切(间距超过 1 mm)，记下弯月面下缘的位置，再校准一次，连续两次实验相符后，则用胶布在瓶颈上另作标记。以后实验中，此移液管和容量瓶配套使用时，应以新标线为准。

五、课后思考

1. 校正滴定管时，为何锥形瓶和水的质量也可用千分之一的天平称量？

2. 容量瓶校准时为什么要晾干？在用容量瓶配制标准溶液时是否也要晾干？

3. 分段校准滴定管时，为什么每次都要从 0.00 mL 开始？

六、注解和实验指导

[1] 取具塞锥形瓶时，可如拿取称量瓶那样用纸条(三层以上)套取。

[2] 锥形瓶磨口部位不要沾到水。

[3] 测量实验水温时，须将温度计插入水中后才读数，读数时温度计水银球部位仍浸在水中。

实验17　氢氧化钠标准溶液的标定及食醋中乙酸含量的测定

一、实验目的

1. 掌握 NaOH 标准溶液的标定方法。

2. 了解基准物质邻苯二甲酸氢钾的性质及应用。

3. 掌握酸碱滴定法中强碱滴定弱酸的基本原理。

二、实验原理

食醋是我国烹饪中一种必不可少的调味品，历史悠久。每 100 mL 食醋中的乙酸含量如下：普通醋为 3.5 g 以上，优级醋为 5 g 以上。食醋分为陈醋、米醋、白醋、各种果汁醋等，因原料和制作方法不同，成品风味迥异。本实验测定的食醋为配制白醋。

(1) NaOH 标准溶液的标定：用邻苯二甲酸氢钾(易制得纯品，在空气中不吸水，易保存，摩尔质量大，与氢氧化钠反应的计量比为 1∶1)作基准物质，标定 0.1 mol·L^{-1} NaOH 溶液的准确浓度。其反应如下：

化学计量点时产物为二元弱碱(pH=9.1)，选用酚酞为指示剂。

(2) 食醋中所含的酸主要是乙酸，此外还含有少量其他有机酸，如乳酸、氨基酸等。在测定食醋的总酸度时，全部以乙酸表示。乙酸是一元弱酸，$K_a = 1.76×10^{-5}$，可以用 NaOH 标准溶液直接滴定，在化学计量点呈弱碱性(pH = 8.7)，选用酚酞为指示剂，反应如下：

$$CH_3COOH + NaOH \Longrightarrow CH_3COONa + H_2O$$

三、仪器与试剂

1. 仪器：万分之一天平，台秤，25 mL 碱式滴定管，10 mL 移液管，100 mL 容量瓶，200 mL 量筒，100 mL 干燥小烧杯，250 mL 锥形瓶，酒精灯。

2. 试剂：0.1 mol·L^{-1} NaOH，邻苯二甲酸氢钾基准试剂，酚酞指示剂。

四、实验内容

(1) 配制 200 mL 0.1 mol·L^{-1} NaOH 溶液。

(2) NaOH 近似溶液的标定。

准确称取配制 100 mL 0.1 mol·L^{-1} 邻苯二甲酸氢钾溶液所需的邻苯二甲酸氢钾固体于烧杯中，加少量蒸馏水加热溶解后，全量转移至 100 mL 容量瓶中，稀释至刻度，摇匀。

用移液管吸取邻苯二甲酸氢钾溶液 10.00 mL 于锥形瓶中，加酚酞指示剂 1 滴，用 NaOH 溶液滴定至溶液呈微红色，并 30 s 不褪色即为终点，平行滴定三次，计算 NaOH 溶液的准确浓度。

(3) 食醋中乙酸含量较高，测定前必须进行稀释，使其与 NaOH 标准溶液浓度相当。为此，用移液管吸取食醋 25.00 mL 于洁净的 100 mL 容量瓶中，加入蒸馏水稀释至刻度，充分摇匀。

再用移液管吸取上述已稀释的食醋溶液 10.00 mL 于锥形瓶中，加酚酞指示剂 1 滴，然后用 NaOH 标准液滴定至溶液呈微红色，并 30 s 不褪色即为终点，平行滴定三次。计算原食醋样品溶液所含 HAc 的浓度($g \cdot L^{-1}$)。

五、课后思考

1. 可用于标定 NaOH 标准溶液的基准物有哪几种？与其他基准物相比较，本实验选用的基准物有何显著的优点？

2. 为什么终点由无色变为微红色后，变红的溶液在空气中放一段时间后会褪色？

3. 称取 NaOH 及邻苯二甲酸氢钾分别用什么天平？为什么？

4. 该实验标定和测定，为什么都选用酚酞为指示剂？能否选用甲基橙或甲基红指示剂？

实验 18　可溶性氯化物中氯含量的测定——莫尔法

一、实验目的

1. 掌握用莫尔法进行沉淀滴定的原理和方法。
2. 学习 $AgNO_3$ 标准溶液的标定。

二、实验原理

本实验采用莫尔(Mohr)法测 Cl^- 含量，即在中性或弱碱性溶液中，以 K_2CrO_4 为指示剂，用 $AgNO_3$ 标准溶液直接滴定 Cl^-，其反应为

$$Ag^+ + Cl^- \Longrightarrow AgCl\downarrow(白色) \qquad K_{sp} = 1.8 \times 10^{-10}$$

$$2Ag^+ + CrO_4^{2-} \Longrightarrow Ag_2CrO_4\downarrow(砖红色) \qquad K_{sp} = 1.2 \times 10^{-12}$$

由于 AgCl 的溶解度(1.34×10^{-5} $mol \cdot L^{-1}$)小于 Ag_2CrO_4 的溶解度(6.69×10^{-5} $mol \cdot L^{-1}$)，根据分步沉淀的原理，在滴定过程中，首先析出 AgCl 沉淀。到达等量点后，稍过量的 Ag^+ 与 CrO_4^{2-} 生成砖红色的 Ag_2CrO_4 沉淀，指示滴定终点。

滴定最适宜的 pH 范围为 6.5～10.5，因为 CrO_4^{2-} 在溶液中存在平衡：

$$2H^+ + 2CrO_4^{2-} \Longrightarrow 2HCrO_4^- \Longrightarrow Cr_2O_7^{2-} + H_2O$$

若是酸性介质，平衡向右移动，CrO_4^{2-} 浓度降低，使 Ag_2CrO_4 沉淀推迟或不出现从而影响分析结果。

若碱性过强，滴定剂 $AgNO_3$ 发生下列反应：

$$Ag^+ + OH^- \Longrightarrow AgOH$$

$$2AgOH \Longrightarrow Ag_2O\downarrow + H_2O$$

若试样中存在铵盐，控制溶液的 pH 为 6.5～7.2，因为 pH 过大，故

$$NH_4^+ + OH^- \Longrightarrow NH_3 + H_2O$$

$$Ag^+ + 2NH_3 \Longrightarrow [Ag(NH_3)_2]^+$$

综上所述，若被测定的含 Cl^- 的溶液的酸性太强，应用 $NaHCO_3$ 或 $Na_2B_4O_7$ 中和；碱性太强，则应用稀 HNO_3 中和，调至适宜的 pH 后，再进行滴定。

指示剂 K_2CrO_4 的用量对滴定有影响，如果 K_2CrO_4 浓度过高，终点提前到达，K_2CrO_4 浓度过低，则终点延迟到达。这两种情况都影响滴定的准确度。一般滴定时，K_2CrO_4 的浓度以 5×10^{-3} $mol \cdot L^{-1}$ 为宜。

$AgCl$ 沉淀显著地吸附 Cl^-，导致 K_2CrO_4 沉淀过早出现，为此，滴定时必须充分摇荡，使被吸附的 Cl^- 释放出来，以获得准确的终点。

莫尔法的干扰较多，所以凡能与 K_2CrO_4 生成沉淀的阳离子(如 Ba^{2+}、Pb^{2+}等)和凡能与 Ag^+ 生成沉淀的阴离子(如 PO_4^{3-}、AsO_4^{3-}、S^{2-}等)对测定都有干扰，应预先分离。

本实验的标准溶液 $AgNO_3$，若购买的是基准物可直接配制，若是分析纯 $AgNO_3$，则须用基准试剂 $NaCl$ 标定。

三、仪器与试剂

1. 仪器：万分之一天平，台秤，25 mL 酸式滴定管，250 mL 锥形瓶，10 mL 移液管，烧杯，100 mL 小烧杯，10 mL 和 100 mL 量筒。

2. 试剂：基准试剂 $NaCl$，分析纯 $AgNO_3$，$50g \cdot L^{-1}$ K_2CrO_4。

四、实验内容

1. $AgNO_3$ 标准溶液[1]的标定

(1) 配制 100 mL 0.1 $mol \cdot L^{-1}$ $NaCl$ 基准试剂。

(2) 准确吸取 10.00 mL $NaCl$ 标准溶液于 250 mL 锥形瓶中，加入约 10 mL 水和 1 mL $50g \cdot L^{-1}$ K_2CrO_4 溶液，在不断摇动下，用 $AgNO_3$ 溶液滴定至终点[2]，接近终点时，须逐滴加入 $AgNO_3$ 溶液，并用力摇荡。记下所消耗的 $AgNO_3$ 溶液的体积，平行滴定三次，计算 $AgNO_3$ 溶液的物质的量浓度。

2. 氯化物试样中氯的测定

准确称取 1 g 被测氯化物,溶解定容至 100.0 mL,移取 10.00 mL 于锥形瓶中,加入约 10 mL 蒸馏水,加入 1 mL 50 g·L^{-1} K$_2$CrO$_4$ 溶液。在不断用力摇动下用 AgNO$_3$ 标准溶液滴定至终点[2],平行滴定三次,计算试样中氯的质量分数[3]。

五、课后思考

1. 莫尔法测 Cl$^-$时,为什么溶液的 pH 需控制在 6.5~10.5?

2. 装过 AgNO$_3$ 标准溶液的滴定管为何先用蒸馏水冲洗之后才能用自来水冲洗?

3. 滴定过程中为什么要充分摇动溶液?

4. 试样为 BaCl$_2$ 溶液时,能否用莫尔法测定 Cl$^-$?

六、注解和实验指导

[1] 实验结束后,用于装 AgNO$_3$ 标准溶液的滴定管应先用蒸馏水冲洗 2~3 次,再用自来水冲洗,以免生成 AgCl 沉淀,难以洗净。含银废液应予回收。

[2] 本实验的终点是在指示剂 K$_2$CrO$_4$ 黄色溶液的背景下白色沉淀中出现少量的砖红色沉淀。要仔细观察,以免滴过量。

[3] AgNO$_3$ 是重金属盐,接触到皮肤上会使皮肤出现变黑的现象,这主要是因为 Ag$^+$使皮肤中细胞蛋白质变性,当然少量影响不大,人体新陈代谢会把旧皮肤褪掉,再长出新皮肤,所以这种黑的东西几天后会消失。

实验 19　用配位滴定法测定水的总硬度

一、实验目的

1. 学习 EDTA 标准溶液的配制方法及滴定终点的判断。
2. 掌握钙、镁测定的原理、方法和计算。

二、实验原理

1. 水的硬度的表示法

在天然水中,常含有钙或镁的碳酸氢盐、碳酸盐、硫酸盐及氧化物等。一般所说的水的总硬度就是指水中钙、镁离子的含量。最常用的表示水硬度的单位如下。

(1) 以度表示,1° = 10 ppm CaO(ppm 为 10^{-6}),相当于 10 万份水中含 1 份 CaO。

(2) 以水中 CaCO$_3$ 的质量浓度计,相当于每升水中含有 CaCO$_3$ 的质量(mg)。

本实验用第二种表示法来表示水的总硬度。

2. 硬度测定原理

水的总硬度可以用 EDTA 滴定法求得，通常用铬黑 T 作为指示剂，滴定时加入氨水、氯化铵缓冲液，使溶液保持 pH=10 的碱性，在此条件下，Ca^{2+}、Mg^{2+} 分别与 EDTA(H_2Y^{2-})和铬黑 T(EBT, HIn^{2-})配位的稳定性如下：

$$CaY^{2-} > MgY^{2-} > MgIn^- > CaIn^-$$

$CaIn^-$稳定性很低，不能明显地指示滴定终点，但当 Ca^{2+}、Mg^{2+}同时存在时，加入铬黑 T 后，即生成稳定的酒红色的 $MgIn^-$，使溶液呈酒红色，在滴入 EDTA 时，EDTA 先与游离的 Ca^{2+}形成配离子，再与游离的 Mg^{2+}形成配离子，终点时夺取已与铬黑 T 结合的 Mg^{2+}，使铬黑 T 游离出来，此时，溶液由酒红色变为纯蓝色，指示终点到达。

滴定前：

$$Mg^{2+} + HIn^{2-} \rightleftharpoons MgIn^- + H^+$$
$$\text{(蓝色)} \qquad \text{(酒红色)}$$

滴定开始至化学计量点前：

$$H_2Y^{2-} + Ca^{2+} \rightleftharpoons CaY^{2-} + 2H^+$$
$$H_2Y^{2-} + Mg^{2+} \rightleftharpoons MgY^{2-} + 2H^+$$

计量点时：

$$H_2Y^{2-} + MgIn^- \rightleftharpoons MgY^{2-} + HIn^{2-} + H^+$$
$$\text{(酒红色)} \qquad \text{(蓝色)}$$

滴定时，Fe^{3+}、Al^{3+}等干扰离子用三乙醇胺掩蔽，Cu^{2+}、Pb^{2+}、Zn^{2+}等重金属离子可用 KCN、Na_2S 或巯基乙酸掩蔽。

EDTA 是一种配位能力极强的氨羧配位剂，广泛用来滴定金属离子。EDTA 难溶于水，所以 EDTA 标准溶液常用溶解度较大的 EDTA 二钠盐配制，也简称 EDTA。标定 EDTA 溶液常用的基准物有 Zn、ZnO、$CaCO_3$ 等，一般选用与被测组分相同的物质作基准物，使标定条件与测定条件尽量一致，以减小误差，因此本实验的基准物为 $CaCO_3$，标定原理参照前述的测定原理。

三、仪器与试剂

1. 仪器：万分之一天平，25 mL 碱式滴定管，10 mL 移液管，25 mL 移液管，100 mL 容量瓶，滴管，100 mL 干燥小烧杯，250 mL 锥形瓶。

2. 试剂：0.01 mol·L^{-1} EDTA(称取 EDTA 112 g，用 60～70 ℃热温蒸馏水溶

解后，加入 0.6 g MgCl·H$_2$O 和 15 g NaOH，稀释至 3000 mL)，NH$_3$-NH$_4$Cl 缓冲溶液(pH=10)，铬黑 T (5 g·L^{-1}，0.5 g 铬黑 T 溶于 75 mL 三乙醇胺及 25 mL 无水乙醇中)，三乙醇胺，无水乙醇，0.1 mol·L^{-1} HCl 溶液，基准试剂 CaCO$_3$。

四、实验内容

1. EDTA 标准溶液的标定

(1) 标准钙溶液的配制：准确称取并配制 100 mL 0.01 mol·L^{-1} 的碳酸钙溶液。将所需的碳酸钙置于 250 mL 的烧杯中，用少量蒸馏水润湿，盖上表面皿，用滴管从烧杯嘴与表面皿间的窄缝缓慢滴加 HCl 10 滴左右，并轻轻摇动烧杯，防止局部反应过猛引起溶液飞溅[1]，当碳酸钙完全溶解后，用蒸馏水冲洗表面皿及烧杯内壁，溶液转移到容量瓶中定容。

(2) EDTA 标准溶液的标定：用移液管吸取标准钙溶液 10.00 mL，注入锥形瓶中，加入 pH=10 的缓冲溶液 1 mL 及铬黑 T 指示剂 1～2 滴，用 EDTA 溶液滴定至酒红色变为纯蓝色即为终点，平行滴定三次，计算 EDTA 溶液的准确浓度。

2. 水样测定

取水样 25.00 mL，注入锥形瓶中，加入 pH=10 的缓冲溶液 1 mL 及铬黑 T 指示剂 1～2 滴，用 EDTA 溶液滴定至酒红色变为纯蓝色即为终点，平行滴定三次，算出自来水的总硬度，以每升水中含 CaCO$_3$ 的毫克数(mg·L^{-1})表示总硬度。

说明：

(1) 硬度大于 143 mg·L^{-1} 的水称为硬水，小于 143 mg·L^{-1} 的水称为软水，符合卫生标准的生活饮水的硬度不应超过 450 mg·L^{-1}。

(2) 铬黑 T 与 Mg^{2+} 显色的灵敏度高，与 Ca^{2+} 显色的灵敏度低，因此在 EDTA 中加入少许 Mg^{2+}，提高变色的敏锐度。

五、课后思考

1. 配制 CaCO$_3$ 溶液和 EDTA 溶液时，各采用何种天平称量？为什么？
2. 铬黑 T 指示剂是怎样指示滴定终点的？
3. 以 HCl 溶液溶解 CaCO$_3$ 基准物质时，操作中应注意什么？
4. 配位滴定中为什么要加入缓冲溶液？

六、注解和实验指导

[1] CaCO$_3$ 基准试剂加 HCl 溶解时，速度要慢，以防激烈反应产生 CO$_2$ 气泡，从而使 CaCO$_3$ 溶液飞溅损失。

实验 20　铋、铅混合液中铋和铅的连续测定

一、实验目的

1. 熟悉通过调节酸度提高 EDTA 选择性的原理。
2. 掌握用 EDTA 进行连续滴定的方法。

二、实验原理

EDTA 可与多种金属离子生成稳定性较高的配合物，因此当溶液中同时存在两种金属离子时，可视具体情况采用控制酸度法或掩蔽法。

Bi^{3+}、Pb^{2+} 均能与 EDTA 形成稳定的 1∶1 配合物，它们的 $\lg K$ 值分别为 27.94 和 18.04。当两者浓度接近时，由于两者的 $\lg K$ 值相差较大，$\Delta \lg K = 9.90 > 5$，所以可以利用控制酸度的方法，在同一溶液中以 EDTA 连续滴定 Bi^{3+}、Pb^{2+}，分别测定它们的含量。

二甲酚橙指示剂的水溶液在 pH>6 时为红色，pH<6 时呈黄色，在 pH≈1 和 pH=5～6 时分别与 Bi^{3+}、Pb^{2+} 形成紫红色配合物，因此可以在 pH≈1 时用 EDTA 滴定 Bi^{3+}，然后在 pH=5～6 时滴定 Pb^{2+}，终点时溶液颜色都是由紫红色突变为亮黄色，颜色变化极为明显。

三、仪器与试剂

1. 仪器：25 mL 碱式滴定管，250 mL 锥形瓶，10 mL 移液管，10 mL 量筒。
2. 试剂：0.01 mol·L⁻¹ EDTA 标准溶液，0.1 mol·L⁻¹ HNO₃，2 mol·L⁻¹ NaOH，300 g·L⁻¹ 六次甲基四胺，2 g·L⁻¹ 二甲酚橙水溶液，精密 pH(0.5～5)试纸。

四、实验内容

1. Bi^{3+} 的测定

用移液管准确移取 10.00 mL 含有 Bi^{3+} 和 Pb^{2+} 的试液于 250 mL 锥形瓶，加入 2 mL 2 mol·L⁻¹ NaOH(调节试液的酸度至 pH=0.5～1)，然后加入 10 mL 0.1 mol·L⁻¹ HNO₃ 和 2 滴 2 g·L⁻¹ 二甲酚橙指示剂，这时溶液呈紫红色。用 EDTA 标准溶液滴定至出现亮黄色即为终点，记下消耗 EDTA 溶液的体积。

保留测定过的铋溶液。

2. Pb²⁺的测定

在测定过 Bi^{3+} 的溶液中加入 $300 \, g \cdot L^{-1}$ 六次甲基四胺 14 mL，溶液呈紫红色，补加 1 滴二甲酚橙，继续用 EDTA 标准溶液滴定至出现亮黄色即为终点，记下消耗 EDTA 标准溶液的体积。

平行滴定三份，计算混合试液中 Bi^{3+} 和 Pb^{2+} 的质量浓度($g \cdot L^{-1}$)。

五、课后思考

滴定 Pb^{2+} 前要用六次甲基四胺调节 $pH \approx 5$，能否改用 HAc-NaAc 缓冲溶液调节？

实验 21　高锰酸钾标准溶液的标定及双氧水中
过氧化氢含量的测定

一、实验目的

1. 加深理解高锰酸钾法的基本原理、滴定条件。
2. 掌握用高锰酸钾法测定双氧水中 H_2O_2 含量的原理和方法。

二、实验原理

应用高锰酸钾作标准溶液的滴定分析方法称为高锰酸钾法，由于固体 $KMnO_4$ 常含有少量二氧化锰、氯化物、硫酸盐、硝酸盐等杂质，因此不能用来直接配制标准溶液。配制时，应加热煮沸或用新煮沸并放冷的蒸馏水放置数天后过滤，并用棕色瓶避光保存。

1. $KMnO_4$ 溶液的标定

标定 $KMnO_4$ 溶液的浓度的基准物质可用 $Na_2C_2O_4$ 或 $H_2C_2O_4 \cdot 2H_2O$。$KMnO_4$ 与 $Na_2C_2O_4$ 的反应为

$$2MnO_4^- + 5C_2O_4^{2-} + 16H^+ \rightleftharpoons 2Mn^{2+} + 10CO_2 \uparrow + 8H_2O$$

(1) 酸度：反应通常要在强酸性溶液中进行，才能发生定量反应，进行准确的测定。如果在中性或碱性条件下，$KMnO_4$ 的还原产物是 MnO_2 褐色沉淀，影响滴定终点的观察。所加的酸必须是 H_2SO_4，因为 HNO_3 有氧化性，HCl 易被 $KMnO_4$ 氧化。

(2) 温度：常温下该反应进行得很缓慢，所以须加热至 70～80 ℃进行滴定，

滴定过程中溶液温度应保持不低于 60 ℃，但若超过 90 ℃，$H_2C_2O_4$ 又将部分分解。

(3) 滴定速度：在滴定开始时，加入 1 滴 $KMnO_4$ 溶液，等其褪色后再加另一滴，以待生成的 Mn^{2+} 起催化加速作用，随着反应生成的 Mn^{2+} 增多，滴定速度可加快，临近终点时再慢滴观察。

(4) 滴定指示剂：以 $KMnO_4$ 为指示剂，MnO_4^- 具有紫红色，且浓度在 10^{-5} mol·L^{-1} 就可以显示出微红色，而 Mn^{2+} 几乎是无色的。利用这一性质可确定反应终点即滴定至溶液呈现稳定的微红色。

2. H_2O_2 含量的测定

双氧水的学名是过氧化氢，在工业、生物、医药等方面应用广泛。医疗上常用药用双氧水进行伤口或中耳炎消毒。此外，双氧水也经常作为冲洗药物而应用于口腔医学，如口腔内科的根管治疗术，同时双氧水也是冠周冲洗的必备药物之一。$KMnO_4$ 与 H_2O_2 的反应为

$$2MnO_4^- + 5H_2O_2 + 6H^+ \rightleftharpoons 2Mn^{2+} + 8H_2O + 5O_2$$

(1) 酸度：在强酸性溶液，即 H_2SO_4 溶液中进行。
(2) 温度：在室温下测定，因为 H_2O_2 易分解。
(3) 滴定速度：开始慢滴，随着反应生成的 Mn^{2+} 增多，滴定速度可加快，临近终点时再慢滴观察。
(4) 滴定指示剂：以 $KMnO_4$ 自身为指示剂，滴定至溶液呈现稳定的微红色即可。

三、仪器与试剂

1. 仪器：万分之一分析天平，25 mL 酸式滴定管，10 mL 移液管，1 mL 刻度吸量管，100 mL 容量瓶，100 mL 干燥烧杯，250 mL 锥形瓶。
2. 试剂：0.004 mol·L^{-1} $KMnO_4$，基准试剂 $Na_2C_2O_4$（105～110 ℃烘干至恒量，于干燥器中冷却），3 mol·L^{-1} H_2SO_4。

四、实验内容

1. 高锰酸钾溶液的标定

(1) 配制 100 mL 0.01 mol·L^{-1} $Na_2C_2O_4$ 基准试剂。
(2) 用移液管吸取上述 $Na_2C_2O_4$ 溶液 10.00 mL，置于 250 mL 锥形瓶中，加入 3 mol·L^{-1} H_2SO_4 溶液 2～3 mL 混匀，加热至 70～80 ℃(不能加热至沸腾，防止乙二酸分解)，然后用 $KMnO_4$ 溶液滴定。滴定开始时，红色消失较慢，须不断振荡，待一滴颜色消失后再加第二滴，不能一次加入多量 $KMnO_4$ 溶液[1]，必要时在滴定过程中加热 1～2 次，直到最后一滴使溶液显微红色且在 30 s 内不褪色即为

终点。平行滴定三次，计算 $KMnO_4$ 溶液的浓度。

2. 双氧水中 H_2O_2 含量的测定

(1) 样品的处理：药用双氧水含 H_2O_2 为 25～35 $g \cdot L^{-1}$。用刻度吸量管吸取药用双氧水溶液 1.00 mL 至 100.0 mL 容量瓶中，加蒸馏水稀释至刻度。

(2) 吸取 10.00 mL 稀释后的 H_2O_2 溶液到锥形瓶中，加入 3 $mol \cdot L^{-1}$ H_2SO_4 2～3 mL 混匀，用 $KMnO_4$ 标准溶液滴定，直至溶液呈微红色并在 30 s 内不褪色即为终点，平行滴定三次。计算未经稀释的药用双氧水中 H_2O_2 的质量浓度($g \cdot L^{-1}$)。

五、课后思考

1. 高锰酸钾滴定中为什么要在酸性溶液中进行？所用强酸中，不能用盐酸、硝酸，而用硫酸最适当，为什么？

2. 用 $KMnO_4$ 标准溶液滴定，终点至溶液呈微红色并在 30 s 内不褪色，为什么放置一段时间后微红色会消失？

六、注解和实验指导

[1] 滴定过程中，要边滴边摇，滴定开始时速度不能过快或一次滴入太多 $KMnO_4$，以防 $KMnO_4$ 还没来得及发生反应便在酸性溶液中分解。

实验 22　硫代硫酸钠标准溶液的标定及硫酸铜
溶液的含量测定

一、实验目的

1. 掌握 $Na_2S_2O_3$ 溶液的标定方法。
2. 熟悉间接碘量法测定 $CuSO_4$ 含量的基本原理及滴定条件。

二、实验原理

碘(I_2)是一种弱氧化剂，能与较强的还原剂作用。同时，I^-是一个中等强度的还原剂，能与一般的氧化剂作用。

$$I_2 + 2e^- \rightleftharpoons 2I^- \qquad \varphi^{\ominus} = 0.5345 \text{ V}$$

因此，可以利用 I_2 的氧化作用直接测定还原性物质，也可以利用氧化性物质氧化 I^-生成 I_2 间接测定氧化性物质。这种利用 I_2 和 I^-的氧化还原反应的容量分析方法称为碘量法。其中，用碘标准溶液直接测定还原性物质的方法称为直接碘量法。利用氧化剂氧化 I^- 生成 I_2，再用还原剂 $Na_2S_2O_3$ 标准溶液滴定所生成的 I_2，间接测定氧化性物质的方法称为间接碘量法。本实验采用间接碘量法测定 $CuSO_4$ 溶液的含量。

(1) $Na_2S_2O_3$ 溶液的标定：以 $K_2Cr_2O_7$ 为基准物质，标定 $Na_2S_2O_3$ 标准溶液的有关反应如下：

$$Cr_2O_7^{2-} + 6I^- + 14H^+ \Longrightarrow 2Cr^{3+} + 3I_2 + 7H_2O$$

$$I_2 + 2S_2O_3^{2-} \Longrightarrow 2I^- + S_4O_6^{2-}$$

$Cr_2O_7^{2-}$ 与 I^- 的反应速率慢，为加快反应速率和降低 I_2 的挥发程度，需加入过量的 KI 和提高溶液的酸度。但酸度太高，I^- 易被空气氧化，因此酸度控制在 $0.5\ mol \cdot L^{-1}$ 左右为宜，之后避光放置 10 min，使反应完全。

I_2 与 $S_2O_3^{2-}$ 的反应只能在中性或弱酸性溶液中进行，为此滴定前需将溶液稀释，既可降低酸度，防止 $S_2O_3^{2-}$ 分解，减慢 I^- 的氧化速率，又可降低 Cr^{3+} 的浓度，便于终点观察。在强酸溶液中会反生如下副反应：

$$S_2O_3^{2-} + 2H^+ \Longrightarrow S \downarrow + SO_2 \uparrow + H_2O$$

$$4I^- + O_2 + 4H^+ \Longrightarrow 2I_2 + 2H_2O$$

在碱性溶液中会反生如下副反应：

$$3I_2 + 6OH^- \Longrightarrow IO_3^- + 5I^- + 3H_2O$$

有了准确浓度的 $Na_2S_2O_3$ 溶液，即可测定具有氧化性的铜盐。

(2) $CuSO_4$ 溶液的含量测定：间接碘量法测定铜盐的有关反应如下：

$$2Cu^{2+} + 4I^- \Longrightarrow 2CuI \downarrow + I_2$$

$$I_2 + 2S_2O_3^{2-} \Longrightarrow 2I^- + S_4O_6^{2-}$$

Cu^{2+} 与 I^- 的反应须在弱酸性条件下进行。若在强酸性溶液中，I^- 易被空气中的氧氧化为 I_2，Cu^{2+} 的存在还会催化此反应；若在碱性溶液中，Cu^{2+} 会水解，I_2 也会反生歧化反应。

三、仪器与试剂

1. 仪器：万分之一分析天平，25 mL 碱式滴定管，10 mL 移液管，10 mL 和 20 mL 量筒，100 mL 容量瓶，100 mL 干燥烧杯，25 mL 锥形瓶，碘量瓶。

2. 试剂：$0.1\ mol \cdot L^{-1}\ Na_2S_2O_3$，基准试剂 $K_2Cr_2O_7$，$10g \cdot L^{-1}$ 淀粉指示剂，KI 固体，$2.0\ mol \cdot L^{-1}\ H_2SO_4$，$360\ g \cdot L^{-1}$ HAc，$100\ g \cdot L^{-1}$ KSCN。

四、实验内容

1. 0.1 mol · L⁻¹ Na₂S₂O₃ 标准溶液的标定

准确称取基准试剂 $K_2Cr_2O_7$(近似 0.02 mol · L⁻¹)置于小烧杯中，加蒸馏水溶解后全量转移到容量瓶中，定容至 100.0 mL。移取 10.00 mL 至碘量瓶，加入 KI 固体 0.5 g 及 2.0 mol · L⁻¹ H_2SO_4 溶液 3 mL，密塞摇匀，置暗处 5 min 使其反应完全。反应完成后加蒸馏水 15 mL，用待标定的 $Na_2S_2O_3$ 溶液滴定至草黄色[1]，然后加入淀粉指示剂 1 mL[2]，继续滴定至蓝色刚好消失，溶液显亮绿色时为终点。平行滴定三次，计算 $Na_2S_2O_3$ 标准溶液的物质的量浓度。

2. CuSO₄ 溶液的含量测定

移取 $CuSO_4$ 溶液 10.00 mL 至碘量瓶，加入 360g · L⁻¹ HAc 溶液 2 mL 及 KI 固体 0.5 g，混匀，立即用已知准确浓度的 $Na_2S_2O_3$ 标准溶液滴定至浅黄色[3]，然后加入淀粉指示剂 1 mL，继续滴定至浅蓝色，加入 3 mL KSCN 溶液[4]，摇动数秒钟后继续滴定至蓝色刚好消失，瓶中内容物呈乳白色(或浅肉色)即为终点。平行滴定三次，计算 $CuSO_4$ 溶液的浓度(g · L⁻¹)。

五、课后思考

1. 在配制 I_2 溶液或用 $K_2Cr_2O_7$ 标定 $Na_2S_2O_3$ 溶液时，都要加入过量的 KI，为什么？

2. 用 $K_2Cr_2O_7$ 标定 $Na_2S_2O_3$ 溶液时，在滴定前要加入蒸馏水，而测定 $CuSO_4$ 溶液含量时，在滴定前却不用加蒸馏水，为什么？

3. 为什么淀粉指示剂不能在滴定前就加入溶液中？

六、注解和实验指导

[1] 本实验滴定应快滴轻摇，以防止碘挥发。近终点时，要慢滴，大力振摇，减少淀粉对的 I_2 吸附。

[2] 淀粉指示剂要临近终点时加入，因为一开始加入，溶液中有大量 I_2 存在时，I_2 被淀粉牢固吸附，不易立即与 $Na_2S_2O_3$ 作用，使蓝色褪去迟缓而产生误差。

[3] 测定 $CuSO_4$ 含量时，KI 加入后，应立即滴定，以防止 CuI 沉淀对 I_2 的吸附太牢固。

[4] CuI 沉淀表面易吸附少量的 I_2，使终点变色不敏锐并导致测定结果偏低。为此，滴定至近终点时加入 KSCN(NH₄SCN)，将 CuI 沉淀转化为溶解度更小的 CuSCN 沉淀，它基本上不吸附 I_2，而且终点变色敏锐。若太早加入 KSCN(NH₄SCN)，

大量存在的 I_2 会氧化 SCN^-，致使测定结果偏低。

实验 23 碘标准溶液的标定及维生素 C 含量的测定

一、实验目的

1. 掌握直接碘量法测定维生素 C 的基本原理、滴定条件及操作过程。
2. 熟悉碘标准溶液的标定。

二、实验原理

1. I_2 标准溶液的标定

I_2 具有挥发性和腐蚀性，不易准确称量，通常采用标定法配制 I_2 标准溶液，I_2 标准溶液浓度可用 As_2O_3 基准物标定，也可用标定好的 $Na_2S_2O_3$ 标定，本实验采用后者。

$$I_2 + 2S_2O_3^{2-} \rightleftharpoons 2I^- + S_4O_6^{2-}$$

该标定反应应在弱酸性或中性条件下进行。

在强酸溶液中会发生如下副反应：

$$S_2O_3^{2-} + 2H^+ \rightleftharpoons S\downarrow + SO_2\uparrow + H_2O$$

$$4I^- + O_2 + 4H^+ \rightleftharpoons 2I_2 + 2H_2O$$

在碱性溶液中会发生如下副反应：

$$I_2 + 6OH^- \rightleftharpoons IO_3^- + 5I^- + 3H_2O$$

2. 维生素 C 含量的测定

维生素 C 是人类所需营养中最重要的维生素之一，缺少时会产生坏血病，因此又称抗坏血酸。它对物质代谢的调节具有重要的作用。维生素 C 分子式为 $C_6H_8O_6$，摩尔质量为 $176.12\ g\cdot mol^{-1}$，由于分子中的烯二醇基具有还原性，能被 I_2 氧化成二酮基，即 1 mol 维生素 C 可与 1 mol I_2 完全反应，所以可采用直接碘量法测定维生素 C 的含量。

　　在碱性介质中维生素 C 在空气中极易被氧化，但若酸性太强则会加速空气氧化 I⁻，且淀粉(pH<2)也易水解，所以测定时需加入 HAc 使溶液呈弱酸性，减少维生素 C 的副反应。

三、仪器与试剂

　　1. 仪器：万分之一分析天平，25 mL 酸式滴定管，10 mL 移液管，100 mL 容量瓶，100 mL 干燥烧杯，25 mL 锥形瓶，研钵。

　　2. 试剂：0.02 mol·L⁻¹ I₂ 标准溶液，已标定准确浓度的 Na₂S₂O₃(近似 0.04 mol·L⁻¹)标准溶液，10 g·L⁻¹ 淀粉溶液，2 mol·L⁻¹ 乙酸。

四、实验内容

　　1. 0.02 mol·L⁻¹ I₂ 标准溶液的标定

　　用移液管移取 10.00 mL Na₂S₂O₃ 标准溶液于 250 mL 锥形瓶中，加入 2 mol·L⁻¹ HAc 5 mL、淀粉指示剂 1 mL[1]，立即用 I₂ 标准溶液滴定至溶液刚刚呈现淡蓝色，且 30 s 内不褪色即为终点。平行滴定三次。计算 I₂ 标准溶液的浓度。

　　2. 维生素 C 的测定

　　取维生素 C 4 片置于干燥研钵中研细，准确称量片粉重，然后倒入小烧杯中。加入 2 mol·L⁻¹ 乙酸 5 mL[2]和少量新鲜煮沸冷却后的蒸馏水溶解(片剂含辅料，溶液混浊，注意要把细小的白色颗粒彻底溶解)之后全量转移到 100 mL 容量瓶，定容。充分摇匀，得测定液。吸取 10.00 mL 测定液到锥形瓶，加入 2 mol·L⁻¹ 乙酸 2 mL 和淀粉指示剂 0.5 mL。立即用 0.02 mol·L⁻¹ 碘标准溶液滴定，至溶液刚出现蓝色，30s 内不褪色即为终点。平行滴定三次。计算维生素 C 的质量分数。

五、课后思考

　　1. 用 I₂ 测定维生素 C 时，能否加入 H₂SO₄ 或 HCl?
　　2. 溶解维生素 C 时为何要加入新煮沸并冷却的蒸馏水？

六、注解和实验指导

　　[1] 直接碘量法的指示剂淀粉在滴定开始时就加入。
　　[2] 在酸性介质中，维生素 C 被氧化速率稍慢，较为稳定，但仍须立即滴定。

实验 24 设计实验：工业用邻苯二甲酸氢钾中邻苯二甲酸氢钾的测定

综合实验是培养学生独立动手能力的较有效的方法，为此对综合实验提出如下要求。

1. 设计实验方案的两大要素

1) 第一要素：实验原理

(1) 邻苯二甲酸氢钾是两性物质，能否被准确滴定？选用的标准溶液是什么？为什么？请计算说明。

(2) 用于标定的基准物是什么？选哪一个最好？

(3) 通过理论课所学的计算选择合适的指示剂——计算突跃范围或计量点。

2) 第二要素：实验步骤

实验步骤参照本书的各实验步骤的描述。

2. 根据实验方案进实验室做实验

(略)

附　录

附录 1　常见仪器名称、规格、用途及注意事项

仪器名称	规格	用途及注意事项
漏斗	以口径(mm)大小表示，有 30、40、60 等	用于过滤操作。不能用火加热，加液体不能超过其容积的 2/3
试管	分硬质试管、软质试管、普通试管。以外径(mm)×长度(mm)表示，一般有 12×150、15×100、30×200 等	用作少量试剂的反应器，便于操作和观察。加热时不能骤冷，以防炸裂。反应液体一般不超过试管容积的 1/2，加热时不超过 1/3
烧杯	以容积(mL)表示，一般有 50、100、200、400、1000、2000 等	加热时将烧杯放置在石棉网上，使受热均匀，所盛反应液体一般不能超过烧杯容积的 2/3
量筒	以容积(mL)表示，一般有 10、20、50、100、500、1000 等	量取一定量的液体用。不能直接加热，不可用作反应器
容量瓶	以容积(mL)表示，一般有 50、100、250、1000 等	用于配制准确浓度的溶液。不能受热，不得用于储存液体，不能在其中溶解固体，瓶塞与瓶是配套使用的，不能互换

续表

仪器名称	规格	用途及注意事项
移液管	以容积(mL)表示，一般有 10.00、25.00、50.00 等	精确量取一定体积的液体。管口无"吹出"字样者，使用时末端的溶液不允许吹出，不能加热
蒸发皿	以口径(mm)或者容积(mL)表示。材质有瓷质、石英或金属等，分有柄和无柄	蒸发液体用，还可用作反应器。可耐高温、直接加热，但高温后不能骤冷
分液漏斗	以容积(mL)表示，一般有 60、125、250、500 等	用于分离互不相溶的液体，或用作发生气体装置中的加液漏斗。不得加热，漏斗塞子、活塞不得互换
锥形瓶	以容积(mL)表示，一般有 50、100、250 等	加热时将烧杯放置在石棉网上，使受热均匀，所盛反应液体一般不能超过烧杯容积的 2/3
减压过滤装置(布氏漏斗)	瓷质，以直径(cm)表示，有 6、8 等。吸滤瓶为玻璃制品，以容积(mL)表示，有 250、500 等	用于减压过滤。不能直接加热，滤纸要略小于漏斗的内径。使用时先开抽气泵，后过滤。过滤完毕后先拔掉吸滤瓶接管，后关抽气泵

附录2　容量分析仪器和基本操作

一、分析天平

分析天平是定量分析工作中不可缺少的重要仪器。充分了解仪器性能及熟练掌握其使用方法，是获得可靠分析结果的保证。分析天平的种类很多，有普通分析天平、半自动/全自动加码电光投影阻尼分析天平及电子分析天平(附图 1)等。下面介绍电子分析天平的使用方法及注意事项。

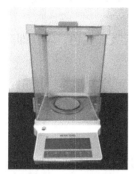
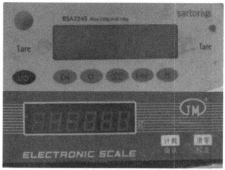
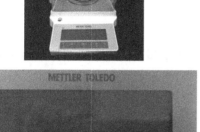
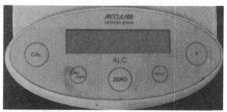

附图 1　电子分析天平及其不同操作面板

1. 使用方法

(1) 检查并调整天平至水平位置。

(2) 事先检查电源电压是否匹配(必要时配置稳压器)，按仪器要求通电预热至所需时间。

(3) 预热足够时间后打开天平开关，天平则自动进行灵敏度及零点调节。待稳定标志显示后，可进行称量。

(4) 称量时将洁净的称量瓶或称量纸置于秤盘上，关上侧门，轻按一下去皮键，天平将自动校对零点，然后逐渐加入待称物质，直到所需质量为止。

(5) 被称物质的质量是显示屏左下角出现"→"标志时，显示屏所显示的实际数值。

(6) 称量结束应及时拿走称量瓶(纸)，关上侧门，切断电源，并做好使用情况登记。

2. 注意事项

(1) 天平应放置在牢固平稳的水泥台或木台上，室内要求清洁、干燥及较恒定的温度，同时应避免光线直接照射到天平上。

(2) 称量时应从侧门取放物质，读数时应关闭箱门以免空气流动引起天平摆动。前门仅在检修或清除残留物质时使用。

(3) 电子分析天平若长时间不使用，则应定时通电预热，每周一次，每次预热 2 h，以确保仪器始终处于良好使用状态。

(4) 天平箱内应放置吸潮剂(如硅胶)，当吸潮剂吸水变色，应立即高温烘烤更换，以确保吸湿性能。

(5) 挥发性、腐蚀性、强酸强碱类物质应盛于带盖称量瓶内称量，防止腐蚀天平。

二、滴定管

滴定管是用来进行滴定操作的器皿，用于测量滴定中所用标准溶液的体积(附图 2)。

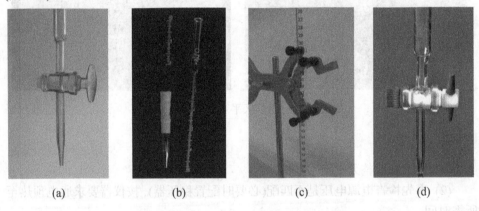

$$(a) \qquad (b) \qquad (c) \qquad (d)$$

附图 2　酸式滴定管(a)、碱式滴定管(b)、铁架台(c)和酸碱两用滴定管(d)

1. 形状及分类

滴定管是一种细长、内径大小均匀且具有刻度的玻璃管，管的下端有玻璃尖嘴。滴定管有 25 mL、50 mL 等不同的容积。例如，50 mL 滴定管就是把滴定管分成 50 等分，每一等分为 1 mL；1 mL 中再分 10 等分，每一小格为 0.1 mL。读数时，在每一小格间可再估计出 0.01 mL。常用滴定管一般分为两种，一种是酸式滴定管，另一种是碱式滴定管(附图 2)。酸式滴定管的下端有玻璃活塞，可盛放酸液及氧化剂，不能盛放碱液，因为碱液常使活塞与活塞套黏合，难于转动。碱式滴定管的下端连接一橡皮管，内放一玻璃珠，以控制溶液的流出，下面再连一尖嘴玻璃管。这种滴定管可盛放碱液，而不能盛放酸或氧化剂等腐蚀橡皮的溶液。

2. 滴定管的准备

1) 涂油及试漏

酸式滴定管在使用前需进行活塞涂油(附图 3),目的:一是防止溶液自活塞漏出;二是活塞可转动自如,便于调节转动角度以控制溶液滴出量。涂油时将已洗净的滴定管活塞拔出,用滤纸将活塞及活塞套擦干,在活塞粗端和活塞套的细端分别涂一薄层凡士林,把活塞插入活塞套内,来回转动数次,直到在外面观察时呈透明即可。也可在玻璃活塞的两端涂上一薄层凡士林,注意不要涂在塞孔处以防堵塞孔眼,然后将活塞插入活塞套内,来回旋转活塞数次直至活塞和活塞套上的油脂层全部透明为止(附图 3)。在活塞末端套一橡皮圈以防止使用时将活塞顶出。然后在滴定管内装入蒸馏水,置滴定管架上直立约 2 min,观察有无水滴滴下,缝隙中是否有水渗出。然后将活塞旋转 180°再观察一次,放在滴定管架上,不漏水即可使用。

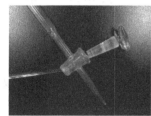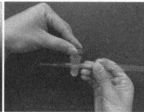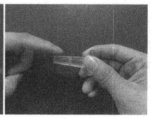

附图 3　酸式滴定管涂凡士林操作

2) 洗涤、装液、排气

(1) 洗涤。无明显油污的滴定管,可直接用自来水冲洗,再用滴定管刷刷洗;若有油污则可倒入温热至 40~50 ℃的 5%铬酸洗液(称取 10 g 工业用 $K_2Cr_2O_7$ 粉末于烧杯中,加入 30 mL 热水溶解,冷却,一面搅拌一面缓缓加入 170 mL 工业用浓硫酸,溶液呈暗褐色,储于玻璃瓶中)10 mL,把管子横过来,两手平端滴定管转动直至洗液布满全管。碱式滴定管则应先将橡皮管卸下,把橡皮滴头套在滴定管底部,然后倒入洗液进行洗涤。污染严重的滴定管,可直接倒入铬酸洗液浸泡几小时。注意:用过的洗液仍倒入原储存瓶中,可继续使用,直至变绿失效,千万不可直接倒入水池! 滴定管中附着的洗液用自来水冲洗干净,最后用少量蒸馏水润洗至少三次。对于 50 mL 滴定管,每次用 7~8 mL,润洗时必须将管倾斜转动,让水润湿整个管内壁,然后由下端管尖放出。碱式滴定管在润洗时,用手指捏玻璃珠上部,使橡皮管与玻璃珠之间形成一条缝隙,让溶液从尖嘴流出。洗净的滴定管内壁应能被水均匀润湿而无条纹,并不挂水珠。

(2) 装液。为了保证装入滴定管溶液的浓度不被稀释,要用该溶液润洗滴定管 3 次,每次用 7~8 mL。洗法是:注入溶液后,将滴定管横过来,慢慢转动,使溶液流遍全管,然后将溶液自下放出。洗好后即可装入溶液,装溶液时要直接从试剂瓶倒入滴定管,不要再经过漏斗等其他容器。

(3) 排气。将标准溶液充满滴定管后,应检查管下部是否有气泡。若有气泡,如为酸式滴定管可转动活塞,使溶液急速流下驱去气泡;如为碱式滴定管,则可将橡皮管向上弯曲,并在稍高于玻璃珠所在处用两手指挤压,使溶液从尖嘴口喷出,气泡即可除尽(附图 4)。

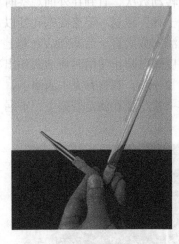

附图 4 碱式滴定管排气泡操作

3. 滴定管的使用

滴定开始前,先把悬挂在滴定管尖端的液滴除去,滴定时用左手控制阀门,右手持锥形瓶,并不断摇荡底部,使溶液均匀混合。使用酸式滴定管时,左手握滴定管,其无名指和小指向手心弯曲,轻轻地贴着出口部分,用其余三指控制活塞的转动。使用碱式滴定管时,仍以左手握管。其拇指在前,食指在后。其他三指辅助夹住出口管。用拇指和食指捏住玻璃珠所在部位,向右边挤压橡皮管,使玻璃珠移至手心一侧,让溶液从玻璃珠旁边空隙流出。注意不要用力捏玻璃珠,也不要使玻璃珠上下移动,不要捏玻璃珠下部橡皮管,以免空气进入而形成气泡,影响读数(附图 5)。

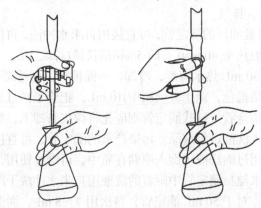

附图 5 酸式滴定管滴定操作(左)和碱式滴定管滴定操作(右)

将到滴定终点时,滴定速度要慢,最后要一滴一滴地滴入,防止过量,并且要用洗瓶挤少量水淋洗瓶壁,以免有残留的液滴未起反应。为了便于判断终点时指示剂颜色的变化,可把锥形瓶放在白色瓷板或白纸上观察。最后,必须待滴定管内液面完全稳定后,方可读数(在滴定刚完毕时,常有少量沾在滴定管壁上的溶液仍在继续下流)。

4. 滴定管的读数

读数时,应将滴定管从滴定架上取下,并将管下端悬挂的液滴除去。垂直用手拿管的上端,将溶液面和眼睛对齐。滴定管内的液面呈弯月形,无色溶液的弯月面比较清晰。读数时,眼睛视线与溶液弯月面下缘最低点应在同一水平线上,眼睛的位置不同会得出不同的读数(附图6);为了使读数清晰,也可在滴定管后面衬一张白纸片作为背景,形成颜色较深的弯月带,读取弯月面的下缘,这样做不受光线的影响,易于观察;也可在滴定管后面衬黑白色卡片,该卡片是在厚白纸上涂黑一长方形,使用时将读数卡紧贴于滴定管后面,并使黑色的上边缘位于弯月面最低点约1 mm处。深色溶液的弯月面难以看清,如$KMnO_4$溶液,可观察液面的上缘。有些滴定管的背后有一条白底蓝线,称蓝带滴定管。在这种滴定管中,液面呈现三角交叉点,读取交叉点与刻度相交点即可(附图7)。滴定管读数时应估计到0.01 mL(附图7)。

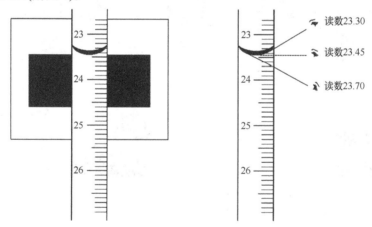

附图6 滴定管读数操作(左)及读数卡(右)视线的位置

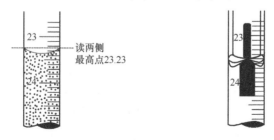

附图7 深色溶液滴定管读数操作(左)和蓝带滴定管读数操作(右)

由于滴定管刻度不可能非常均匀，所以在同一实验的每次滴定中，溶液的体积应该控制在滴定管刻度的同一部位。例如，第一次滴定起始位置是在 0.00 mL 处，那么第二次滴定的起始位置也固定在这个位置。这样做可以使由于刻度不准确而引起的误差抵消。

注意：滴定时所用操作溶液的体积不能超过滴定管的容量。

三、移液管和吸量管

移液管是一种量出式仪器，只用来测量它所放出溶液的体积。它是一根中间有一膨大部分的细长玻璃管，其下端为尖嘴状，上端管颈处刻有一条标线，是所移取的准确体积的标志。常用的移液管有 5 mL，10 mL，25 mL，50 mL 等规格。通常又把具有刻度的直形玻璃管称为吸量管。常用的吸量管有 1 mL，2 mL，5 mL，10 mL 等规格。移液管和吸量管所移取的体积通常可准确到 0.01 mL。移液管的使用如附图 8 所示。

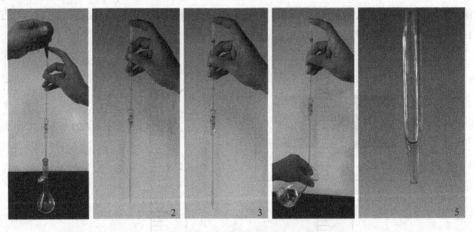

附图 8　移液管的使用

1. 吸溶液：右手的拇指和中指握住移液管刻线上端，食指空出，左手拿洗耳球，将球中空气压出，对准管口吸液。
2. 把溶液吸到管颈标线以上，不时放松食指，使管内液面慢慢下降。3. 把液面调节到标线。4. 放出溶液：移液管下端紧贴锥形瓶内壁，放开食指，溶液沿瓶壁自由流出。5. 残留在移液管尖的最后一滴溶液，一般不要吹掉(如果管上有"吹"字，就要用洗耳球吹下去)

1. 使用前

使用移液管，首先要看一下移液管标记、准确度等级、标线位置等。使用移液管前，应先用铬酸洗液润洗，以除去管内壁的油污。然后用自来水冲洗残留的洗液，再用蒸馏水洗净。洗净后的移液管内壁应不挂水珠。移取溶液前，应先用滤纸将移液管末端内外的水吸干，然后用欲移取的溶液润洗管壁 2～3 次，以确保所移取溶液的浓度不变。

2. 吸液

用右手的拇指和中指捏住移液管的上端，将管的下口插入欲吸取的溶液中，插入不要太浅或太深，一般为 10～20 mm 处，太浅会产生吸空，把溶液吸到洗耳球内弄脏溶液，太深又会在管外黏附过多溶液。左手拿洗耳球，先把球中空气压出，再将球的尖嘴接在移液管上口，慢慢松开洗耳球使溶液吸入管内，先吸入该管容量的 1/3 左右，用右手的食指按住管口，取出，横持，并转动管使溶液接触到标线以上部位，以置换内壁的水分，然后将溶液从管的下口放出并弃去，如此反复洗 3 次后，即可吸取溶液至标线以上，立即用右手的食指按住管口。

3. 调节液面

将移液管向上提升离开液面，管的末端仍靠在盛溶液器皿的内壁上，管身保持直立，略微放松食指(有时可微微转动吸管)使管内溶液慢慢从下口流出，直至溶液的弯月面底部与标线相切为止，立即用食指压紧管口。将尖端的液滴靠壁去掉，移出移液管，插入承接溶液的器皿中。

4. 放出溶液

承接溶液的器皿如是锥形瓶，应使锥形瓶倾斜 30°，移液管直立，管下端紧靠锥形瓶内壁，稍松开食指，让溶液沿瓶壁慢慢流下，全部溶液流完后需等 15 s 后再拿出移液管，以便使附着在管壁的部分溶液流出。如果移液管未标明"吹"字，则残留在管尖末端内的溶液不可吹出，因为移液管所标定的量出容积中并未包括这部分残留溶液。

注意：

(1) 移液管提出液面后，应用滤纸将沾在移液管外壁的液体擦掉。

(2) 移液管的标线与眼睛平行，以最下面的弯月面为准。

附：1. 移液管的正确使用——"吹"与"不吹"

移液管、刻度吸管一般标有："快"、"A"、"B"、"吹"四种符号。写"快"或者"B"的标志：看到液体放完，再等 3 s，转移的液体量就达到标明的液体体积了。与"快"相对的，是写着"A"的管：这种管的价格一般都很高，精确度高，等看到液体转移之后，需要再等待 15 s 才能让移液管离开容器壁。"吹"字含义是：等放液结束，需要用洗耳球把移液管尖端残存的液柱吹到容器里，才算是达到目标体积。这段液柱一般可达 0.1～0.3 mL，还是很大的一个量，不能忽视，否则体积误差太大。"A"管极少有带"吹"的，因为带"吹"的一般都是标"B"或"快"的管。

2. 洗耳球使用

洗耳球是一种橡胶质地，下面是球形，上面是管状的仪器，用于快速大量吹出风来，一般用于吹走怕湿物体上的灰尘，如清除键盘、电路板上的灰尘，在实验室洗耳球还可以把密闭容器里的粉末状物质吹散(附图9)。

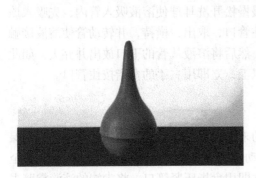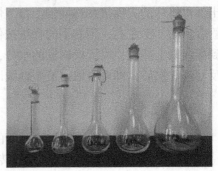

附图9　洗耳球和容量瓶

四、容量瓶

容量瓶主要用于准确地配制一定物质的量浓度的溶液。它是一种细长颈、梨形的平底玻璃瓶，配有磨口塞。瓶颈上刻有标线，当瓶内液体在所指定温度下达到标线处时，其体积即为瓶上所注明的容积数。一种规格的容量瓶只能量取一个量。常用的容量瓶有 50 mL、100 mL、250 mL、500 mL 等多种规格(附图9)。

使用容量瓶配制溶液的方法如下。

(1) 使用前检查瓶塞处是否漏水。具体操作方法是：在容量瓶内装入半瓶水，塞紧瓶塞，用右手食指顶住瓶塞，另一只手五指托住容量瓶底，将其瓶口朝下倒立，观察容量瓶是否漏水。若不漏水，将瓶正立且将瓶塞旋转180°后，再次倒立，检查是否漏水，若两次操作，容量瓶瓶塞周围皆无水漏出，即表明容量瓶不漏水。经检查不漏水的容量瓶才能使用。

(2) 把准确称量好的固体溶质放在烧杯中，用少量溶剂溶解。然后把溶液转移到容量瓶里。为保证溶质能全部转移到容量瓶中，要用溶剂多次洗涤烧杯，并把洗涤溶液全部转移到容量瓶里。转移时要用玻璃棒引流。方法是将玻璃棒一端靠在容量瓶颈内壁上，注意不要让玻璃棒其他部位触及容量瓶口，防止液体流到容量瓶外壁上(附图10)。

(3) 向容量瓶内加入的液体液面离标线 1 cm 左右时，应改用滴管小心滴加，最后使液体的弯月面与标线正好相切。若加水超过标线，则需重新配制。

(4) 盖紧瓶塞，用倒转和摇动的方法使瓶内的液体混合均匀。静置后如果发现液面低于标线，这是因为容量瓶内极少量溶液在瓶颈处润湿所损耗，所以并

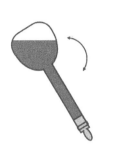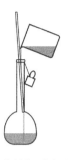

附图 10　容量瓶上下振摇(左)和容量瓶引流(右)

不影响所配制溶液的浓度，所以不要在瓶内添水，否则将使所配制的溶液浓度降低。

使用容量瓶时应注意以下几点。

(1) 容量瓶的容积是特定的，刻度不连续，所以一种型号的容量瓶只能配制同一体积的溶液。在配制溶液前，先要弄清楚需要配制的溶液的体积，然后选用相同规格的容量瓶。

(2) 不能在容量瓶里进行溶质的溶解，应将溶质在烧杯中溶解后转移到容量瓶里。

(3) 用于洗涤烧杯的溶剂总量不能超过容量瓶的标线。

(4) 容量瓶不能进行加热。如果溶质在溶解过程中放热，要待溶液冷却后再进行转移，因为一般的容量瓶是在 20 ℃下标定的，若将温度较高或较低的溶液注入容量瓶，容量瓶会热胀冷缩，所量体积就会不准确，导致所配制的溶液浓度不准确。

(5) 容量瓶只能用于配制溶液，不能储存溶液，因为溶液可能会腐蚀瓶体，从而使容量瓶的精度受到影响。

(6) 容量瓶用毕应及时洗涤干净，塞上瓶塞，并在塞子与瓶口之间夹一纸条，防止瓶塞与瓶口粘连。